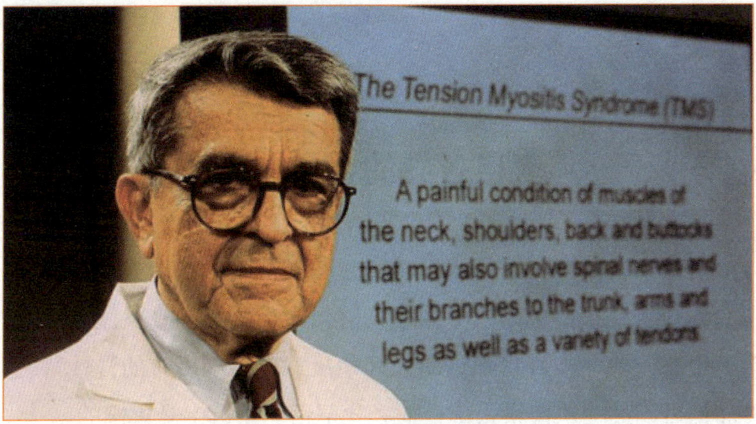

★ 本书作者约翰•萨诺，系纽约大学医学教授，美国健康权威和身心医学领袖人物。

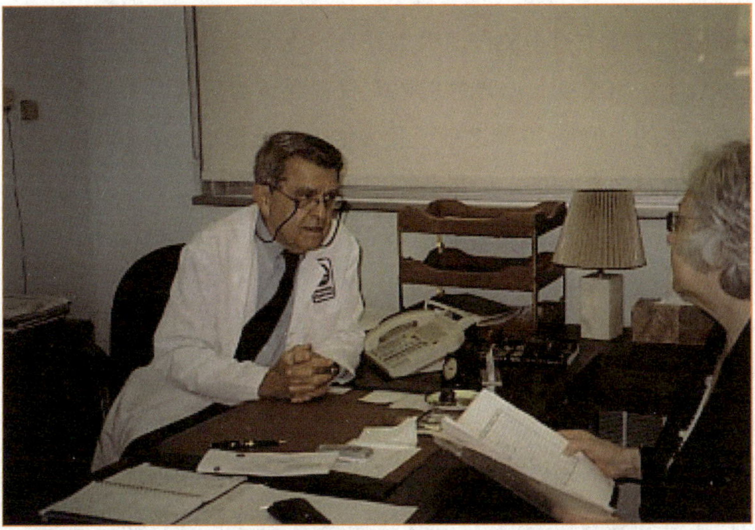

★ 约翰·萨诺深受病患者信任和喜爱，其在纽约的诊所门庭若市。

来自各界的赞誉

萨诺博士在治疗肌肉紧张综合征方面获得了极大的成功，他使用的治疗方法很简单，只是向病人解释他们疼痛的真正原因。萨诺博士称，除非被确切地诊断为其他疾病，否则所有的慢性背部疼痛都可归结为肌肉紧张综合征。我坚信萨诺博士是正确的。

——安德鲁·威尔博士

《8 周打造最佳健康状态》作者

整整 15 年，我都被背痛缠绕着。背痛严重影响了我的工作，我曾经因为背痛不得不躺在地板上开会，也曾经因为背痛不得不睡在冰袋上。这可能是心理性的吗？我曾经认为萨诺博士的观念是荒谬可笑的，但是 10 年之前，我去他那里就诊了。从那以后，我再也没有背痛的问题。如果萨诺博士的观点也适用于其他心理性疼痛的话，那么美国正在浪费数 10 亿财富。这是多大的一个悲剧呀。

——约翰·斯道塞尔

电视新闻杂志《20/20》记者

萨诺博士用清晰的思路和浅显易懂的文字向读者描述了情绪是如何影响和导致疾病的……他已经治愈了数千位因长期背痛而

虚弱不堪的人们，而现在，他提供了其他疼痛疾病的医疗方法……我强烈推荐这本书。

——本杰明·杰·萨多克，教授
纽约大学医疗中心精神科副主任

如果你正遭受难以诊断的不适，常规和另类疗法都不起作用，那么就读一读萨诺博士的这本书吧。

——绿色生活百科网

约翰·萨诺已经改变了我的生活，我向生活中的每个人推荐他。他是一个真正的奇迹创造者。

——安妮·班克罗夫特
美国著名演员，奥斯卡最佳女主角

我的生活充斥着极其剧烈的背部和肩膀疼痛，直到我运用萨诺博士的方法。几周时间内，我的背部疼痛就消失了。从此，我再也没有出现过任何症状……我这辈子都感激萨诺博士。

——霍华德·斯特恩
美国达人秀评委，传媒大王

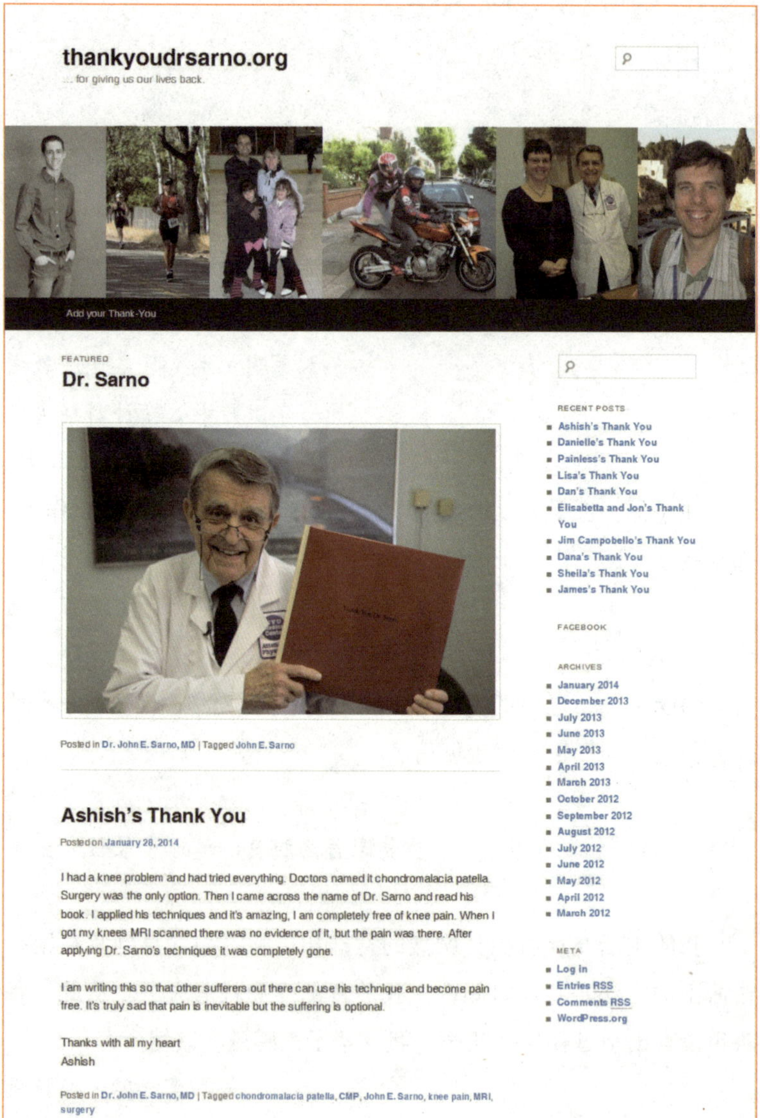

thankyoudrsarno.org

... for giving us our lives back.

Add your Thank-You

FEATURED

Dr. Sarno

Posted in Dr. John E. Sarno, MD | Tagged John E. Sarno

Ashish's Thank You

Posted on January 28, 2014

I had a knee problem and had tried everything. Doctors named it chondromalacia patella. Surgery was the only option. Then I came across the name of Dr. Sarno and read his book. I applied his techniques and it's amazing, I am completely free of knee pain. When I got my knees MRI scanned there was no evidence of it, but the pain was there. After applying Dr. Sarno's techniques it was completely gone.

I am writing this so that other sufferers out there can use his technique and become pain free. It's truly sad that pain is inevitable but the suffering is optional.

Thanks with all my heart
Ashish

Posted in Dr. John E. Sarno, MD | Tagged chondromalacia patella, CMP, John E. Sarno, knee pain, MRI, surgery

RECENT POSTS

- Ashish's Thank You
- Danielle's Thank You
- Painless's Thank You
- Lisa's Thank You
- Dan's Thank You
- Elisabetta and Jon's Thank You
- Jim Campobello's Thank You
- Dana's Thank You
- Sheila's Thank You
- James's Thank You

FACEBOOK

ARCHIVES

- January 2014
- December 2013
- July 2013
- June 2013
- May 2013
- April 2013
- March 2013
- October 2012
- September 2012
- August 2012
- July 2012
- June 2012
- May 2012
- April 2012
- March 2012

META

- Log in
- Entries RSS
- Comments RSS
- WordPress.org

★ 被治愈的患者为感谢约翰·萨诺，专门建立网站（thankyoudrsarno.org），数万病人在这里分享感动和心得。

身心结合疗法

自我治愈源自情绪的病痛

[美] 约翰·萨诺 著
张彩 译

The Mindbody Prescription

Healing The Body Healing The Pain

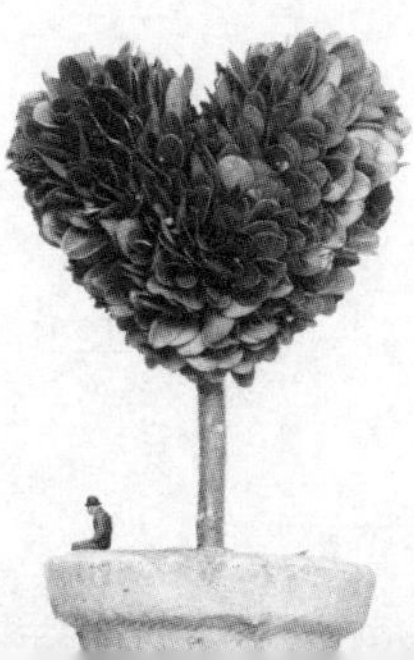

科学技术文献出版社
SCIENTIFIC AND TECHNICAL DOCUMENTATION PRESS
·北京·

图书在版编目（CIP）数据

身心结合疗法 / (美) 萨诺著 ; 张彩译 . —北京 : 科学技术文献出版社 , 2014.4
书名原文 : The mindbody prescription:healing the body, healing the pain
ISBN 978-7-5023-8674-0
Ⅰ . ①身… Ⅱ . ①萨… ②张… Ⅲ . ①疼痛 – 精神疗法 Ⅳ . ① R441.1
中国版本图书馆 CIP 数据核字 (2014) 第 028009 号

著作权合同登记号 图字：01-2014-0359

身心结合疗法

策划编辑 : 白 明 责任编辑 : 周国臻 责任校对 : 张吲哚 责任出版 : 张志平

出 版 者	科学技术文献出版社
地 址	北京市复兴路 15 号 邮编 100038
编 务 部	(010) 58882938，58882087 (传真)
发 行 部	(010) 58882868，58882874 (传真)
官 方 网 址	http://www.stdp.com.cn
发 行 者	科学技术文献出版社发行 全国各地新华书店经销
印 刷 者	北京中科印刷有限公司
版 次	2014 年 5 月第 1 版 2014 年 5 月第 1 次印刷
开 本	880 × 1230 1/32
字 数	12 千
印 张	7
书 号	ISBN 978-7-5023-8674-0
定 价	28.00 元

有关“疾病和疼痛”的几个问题

→ 你的颈部、背部或者肩膀长期疼痛，并且没有好转的迹象吗?

→ 你虽然尝试过常规或者另类疗法，比如中草药和针灸，但疼痛问题是否一直没有得到解决?

→ 你是否出现过新的症状——有时候是肌无力，比如腕管综合征（俗称鼠标手）、纤维肌痛和小儿麻痹症后期综合征（这些都是肌肉紧张综合征的一部分），并且想知道这些症状能否治愈?

→ 你是否想尽一切办法治疗你的慢性疼痛或疾病，但一切努力都是徒劳?

→ 你是否想知道心理和身体是如何相互影响进而解决你的疼痛问题的?

如果你的回答是“是”，不要沮丧，与疼痛作斗争并不是失败的理由。约翰·萨诺博士已经帮助了数万名病人获得康复，他是治疗背痛的先驱，会向你介绍战胜疼痛和疾病的最有利的武器……

身心结合疗法

本书中的信息并不是用来代替正规医疗和保健机构的服务的。建议任何涉及健康的问题都去咨询你的健康护理专家，特别是那些需要诊断或者医疗的健康问题。

由衷地热爱并感谢我的病人：

他们是我从医过程中的知识源泉，

也是快乐的源泉。

致谢

弗朗西斯·安德森，吉姆·坎波贝洛，斯坦利·库恩，阿琳·费恩布莱特，玛丽恩·哈特，鲁斯·英伯，埃拉·拉什鲍姆和艾瑞克·舍曼；这些忙碌的人们，他们认真地阅读我的这本书，并且对文中所有的内容提出了建设性的意见，我对他们充满感激。除此之外，我还要感谢多年来跟我在一个团队中工作的心理治疗专家们，是你们极大地促进了我对无意识心理动机的理解。

我的妻子，玛莎·泰勒·萨诺，是一位著名的医学作家和编辑，她给我提出了很多非常有价值的建议。

我异常荣幸地发现了一个善解人意、擅长交际并且非常高效的作家经纪人艾丽斯·马特尔。在出版本书的过程中，很少遇到冲突事件，但仅有的那么几次，她处理得非常出色。

苏珊·萨菲斯是我的另一本书《别了，背痛》的编辑，本书一开始也是交给她来编辑的。跟她一起工作很开心。在本书未出版之前，她听从内心的指引做了一个职业转变，离开了华纳书局。然而，幸运之光再次照耀了我，苏珊·塞得勒成为了我的编辑。苏珊毕业于编辑名校。我非常感激她对本书的撰写风格和组织形式进行了改变。让我汗颜的是，书中有些内容如果没有她的编辑会很不像样。

最后，还要特别感谢我的秘书，玛丽·欧兰德，她是不屈不挠的打字员和计算机征服者。我惊叹于她在面对大量更改和重复工作时的良好心态。谢谢你，玛丽。

目　录

序言

当下最流行的病——心身疾病　I

前言

历史学的视角　1

第一部分　心身疾病的心理和生理机制

第一章

身体有问题，原因在心理　3

第二章

情绪引发疾病的过程　37

第二部分　心身疾病的身体表现

第三章

腰背部和腿部的症状　61

第四章

上背部、颈部、肩部和手臂的症状　93

第五章
肌腱方面的症状 107

第六章
慢性疼痛 115

第七章
病名有分别，病因无分别 121

第八章
情绪会在其中起作用的疾病 141

第三部分 心身疾病的治疗

第九章
用知识的力量打败疾病 155

结束语
健康掌握在自己手中 191

序　言

当下最流行的病——心身疾病

这是一本关于情绪、疾病、健康以及它们之间是如何相互影响的书。

疼痛，伤残，误诊，恐惧——这一四重唱祸害西方世界数十年。而且，这场瘟疫没有减退的迹象。背部、颈部和四肢疼痛是很猖獗的。统计数据表明，这一瘟疫（疼痛类流行病）在继续扩散。美国工业中，来自腰背部疼痛的伤残逐年增加。

受重复性压力损伤这种新型疼痛疾病的影响，雇佣大量工人使用计算机工作的工厂都在经历着严重的伤残和健康保障问题。成千上万的美国人，尤其是女性，在遭受着纤维肌痛，这是一种不知道什么原因导致的疼痛性疾病。因此，西方世界兴起了庞大的医疗产业，去诊断和治疗这些疾病。即使如此，这场瘟疫依然在持续。

这是一本关于上述提及的流行病的书。它既对诊断这些疼痛疾病原因的临床实践进行了描述，也介绍了治疗这些疾病的一种方法。可悲的是，医药界的主流思想拒绝这种诊断，因为它是建立在“身体症状是由心理现象引发的”理论基础上的。然而，在医学领域之外，有很多智慧的人们已经接受了这一观念。毫无疑问，这是因为他们不用背负由传统医学教育强加的偏见。

即使这一疼痛流行病不足以引起重视，实际上，大批的身体疾病已经被确诊为这一疼痛性疾病的等同物，因为它们表现出同样的心理机制。近年来，头痛、过敏症以及消化、呼吸、皮肤和泌尿生殖系统的疾病普遍发生，同时伴随着广泛的疼痛性疾病，这种现象在西方社会非常普遍，充斥着日常生活。

这些疾病大部分是心理性因素引发的，可以称之为心身疾病。也就是说，它们起源于大脑（这也正是我试图证明的一点）。现在，我们遭受这种公共健康问题的人数比例令人震惊。医疗、慈善和经济所受的影响是显而易见的，文章中我们会举些例子。

这是一本关于情绪、疾病、健康以及它们之间是如何相互影响的书，书中还介绍了人们可以做哪些事情去提高健康水平，并与疾病斗争。书中的观点是建立在24年成功治疗一种由情绪引发的身体疾病的实践经验基础之上的，这一疾病被称为肌肉紧张综合征（Tension Myositis Syndrome，简称TMS）。在本书中，我会更新对这一疾病的描述，但是我的主要关注点依然是情绪对身体功能的影响。

情绪对身体功能的影响在20世纪前半段时间里快要被西方医学界接受了，但随后又跌入坏名声之中。对精神分析理论的批判，不断增长的实验室研究兴趣，医生回避心理问题（他们把自己看作人类身体的工程师）的倾向可能都是这一历史潮流的原因。直到20世纪末，才有少数医生开始相信无意识的、受压抑的情绪会引发身体疾病，这些医生中有些是做身体医疗的，也有的是做心理医疗的。精神分析学家们是唯一一群坚持这一理念的临床医生，但是他们在精神病治疗和常规医疗的巨大领域中的影响力是极其有限的。实际上，在生理医学领域，没有人支持这一观点。

尽管主流医学界对这一观念缺乏兴趣，但是已经有很多关于“心身结合”的文章。主流医学界已经开展周密的研究探讨心理因素与病理性疾病的关系，比如冠状动脉疾病和高血压。我就知道一个精神分析领域之外的研究者，他已经证实了无意识情绪作为一种身体疾病的原因。一个人出现了压力和生气、焦虑、孤独、抑郁等症状，但是这些症状在医学上却被当作意识、感知到的情绪来讨论。在很多病例中，这些情绪的出现被认为是激化潜在的结构性身体疾病的过程的一部分，比如腰椎间盘突出、纤维肌痛或者重复性压力损伤。

鉴于最近几年到处都在“痛打弗洛伊德”，如果我说自己的理念沿袭自弗洛伊德的临床观察和理论，就是在自找没趣。我知道这只能是追忆，因为我不能着手去证明弗洛伊德是对的。我得出的观点是临床观察的结果，不是建立在预设的心身结合的理论构想之上。和弗洛伊德的病人一样，我发现我的病人的身体症状是强烈情绪被压抑在无意识中的直接后果。除此之外，我根据另外三位精神分析学家的经验总结出我的观点：弗朗茨·亚历山大（Franz Alexander），芝加哥精神分析研究所的奠基人，为20世纪心身医学做了很多先驱工作；海因兹·科胡特（Heinz Kohut）提出了自体心理学的概念，并且指出了自恋性暴怒的重要性；斯坦利·库恩（Stanley Coen）说，我正在研究的心身疾病的核心理念是一种防御机制，一种逃避策略，用于转移投放在可怕的受压抑情绪上的注意力。

这本书关注的是由受压抑的无意识的情绪所引发的身体疾病。这些疾病是非常明确的，因此它们可以被精确地诊断和成功地治愈。

目前，肌肉紧张综合征是美国最常见的由情绪引发的疾病；可能，在整个西方世界都是最常见的疾病。自从《别了，背痛》出版之后，其他重大公共健康问题的疼痛症状已经出现了。它们同样是肌肉紧张综合征的显现。

这本书共分三个部分。第一部分主要是讨论引发这些身体疾病的心理机制，其中有一章是过渡章节，用以介绍心身过程的神经生理机制。换句话说，就是情绪是如何激活大脑去产生身体症状的。第二部分继续介绍各种情绪引发的身体疾病，从肌肉紧张综合征开始——这是将我引进心身医疗世界的疾病。此外，还包括诸如常见的肠胃系统紊乱、头痛、过敏和皮肤病等疾病。

第三部分讨论这些疾病的治疗。

有一句话要提醒读者：如下的内容，都是我的临床实践的描述和从我的工作中提炼出来的理论。在医生排除严重身体疾病的可能性之前，任何人都不应该假定他（她）的身体症状是心理性原因导致的。

前言

历史学的视角

情绪因素引发身体特定组织的反应，然后导致疼痛和其他神经学上的病症。

我毕业于医学院，深知各种疼痛问题已经出现，就像发生率快速增长的癌症一样，成为大多数西方工业化国家的一种主要流行病。现如今，在美国，这些疾病的诊断和治疗已经形成一项庞大的产业。单单背部疼痛一项，国家每年就要支出超过700亿美元。如果我们把所有疼痛流行病加起来，比如像腕管综合征，这个数字就会翻一番。我没有听说将这些疾病界定为流行病，可能是因为它们通常不危及正常生活；再者，是公众没有充分意识到这些疾病带来的经济、社交和情绪上的恶果。这些疾病唯一可说的优点是不危及生活，但相对于很多灾难性的疾病而言，它们会导致更为严重的身体或者情绪上的问题。举例来说，双腿瘫痪的人复原得好的话，基本可以过正常的生活，而一些患有严重慢性疼痛的人可能完全失去生活能力，不能去工作，甚至不能做轻微的身体活动。

立刻就有一个不可回避的问题，这是怎么发生的？为什么会发生？经过几百万年的进化，我们突然失去了日常生活自理能力？难道我们身体内在结构的缺陷在最近的40年才表现出来？如果这些疼痛疾病并不是由身体的结构异常导致的，那么又该如何解释这些疼痛流行病呢？

我早些年诊断和治疗背部、颈部和肩部疼痛症状的工作注定是让人沮丧和不愉悦的。常规诊断方法和传统（非手术）的治疗方法带来令人失望和不稳定的治疗效果。即使在我向病人解释这些诊断和治疗的原理时，我也是非常不舒服的，因为这些解释听起来缺乏生理和解剖学上的逻辑。回到1904年，医生们已经描述过一种肌肉疼痛性疾病，只是称呼各不相同——纤维肌痛，肌肉筋膜炎，纤维组织炎，纤维肌炎，不一而足。但是，没有人能够识别真正的致病原因和病理。最终，在对背痛原因一无所知的情况下，我开始着手治疗病人。我很快认识到卷入疼痛的主要组织是肌肉——颈部、肩部、背部和臀部的肌肉一定发生了什么事情。

因为很容易被X光片检查出来，大多数医生将这种疼痛归结于脊柱的各种结构性异常，比如正常的老化、先天异常或排列不齐。其他人相信疼痛是因为肌肉虚弱、扭伤或者紧张导致的。而且，背部、颈部或肩部疼痛经常伴随着手臂和腿部的疼痛或其他的神经性症状。因此，如果在导向手臂或腿部的脊神经附近区域发现了结构性异常，临床医生会强烈倾向于将疼痛归结为脊柱结构异常，而不关心这一诊断是否科学。然而，仔细的病史和身体检查通常揭示假定的罪犯是无辜的，骨头或者椎间盘弯曲并不能说明身体检查的结果。无论如何，医学界还是倾向于将脊柱定位为疼痛的罪魁祸首。

在不同的治疗原则之中，出现了一个不太可能发生的联盟。脊椎推拿治疗者，多年来都饱受医生的批评，他们被认为很不科学。慢慢地，却被完全接纳进诊断者和背部治疗者同行群体。脊椎推拿治疗者们一直以来都坚信脊柱的结构异常是背部疼痛的原因。既然医生们也相信这一点，那么脊椎推拿治疗者成为背部治疗团体的成员就不足为奇。这一治疗团体的其他成员还有按摩医生、身体医疗和康复的专科医生、矫形外科医师、神经科专门医师、神经外科医生、理疗师、针灸医生、运动学家、其他许多使用锻炼和按摩等特殊养生之道的人。他们在治疗理念上的共同点是都认为脊柱和（或）其周围的肌肉组织是有缺陷的，特别容易受到损伤，并且需要某种实际干预。外科手术是最极端的例子，也是最常见的干预手段之一。

据说，是某种结构上的炎症引发了多种疼痛，但炎症的特性从未被说明，医生们却为此开出大量甾体（可的松）和非甾体药物。

回顾针对这些疼痛症状的许多诊断和治疗项目，现有治疗方法的应用过程中的任何重大分歧都可能导致巨大的经济损失，因为慢性疼痛的诊断和治疗已经成为现今美国一项庞大的产业。而精确的诊断和治疗会节约大量的金钱。

20世纪70年代早期，这种流行病正处在迅速发展过程之中。我开始怀疑传统诊断的有效性，进而怀疑它的治疗方法以及颈部、肩部和背部疼痛症状。仔细地观察就会发现，背部肌肉——从头部的后面一直到臀部——是包含在内的主要组织。这一发现证实了多年来那些将自己看到的症状称之为纤维肌痛、纤维组织炎或者肌肉筋膜痛的人们的工作。我对这一流行病的研究和诊疗病人逐渐累积的经验表明，那些疾病是我称之为肌肉紧张综合征的疼痛疾病的一部分。肌肉紧张综合征是肌肉状态的一种疼痛性改变，但是无害。

可腿部和手臂的神经学的信号又是怎么回事呢？我暂时认为，它们是由脊椎中的结构性压缩导致的，或者是被其他医生频繁提及的神秘的“炎症”导致的。然而，随着矛盾的数量逐渐增加，我不得不做出这样的结论：导致肌肉疼痛的过程同样是导致神经症状的原因。但是，这个致病过程是什么呢？

按照常规，当医生了解一个病人的病史时，他们会向病人询问过去或者当前有什么身体疾病或者症状。我发现，我的疼痛病人中88%都有轻微的肠胃疾病史，比如心绞痛、局部溃疡症状、食管裂孔疝、大肠炎、痉挛性结肠炎、肠易激综合征和其他紧张导致的反应——像紧张性头痛、偏头痛、湿疹和尿频。虽然不是所有的从业医生都同意这些疾病与心理性的或情绪性的现象有关，但是作为一个家庭医生的临床经验和自己个人的病史使得我更倾向于同意这一观点。比如，多年来，我一直患有周期性的偏头痛，在头痛发作之前，会出现典型的视觉“白光”。有人建议说，被压抑的愤怒情绪可能是这一症状的基础。下一次，当我看到这道“白光”（头痛的前兆）时，我就坐下来，并尝试去想一想我可能正在压抑什么愤怒情绪。我没有找到答案，但是，我有生以来第一次在“白光”之后没有头痛。这是一个很有力的证据，说明偏头痛是由情绪现象引发的。

由此，可以合理地假设这些背部肌肉疼痛可能同样能归为情绪性现象引发的身体疾病一类。当把这个想法付诸实践的时候，通过告诉病人我认为他们的疼痛是“紧张”的结果，我很惊讶地发现，那些接受这一诊断的病人康复得更好，拒绝这一诊断的病人疼痛症状则没有任何改变。

诊疗早期，我的所有病人都会接受由治疗专家实施的物理疗法，我会简要地告知病人，这些治疗是用于暂时缓解疼痛症状的，真正的康复依赖于对这一疾病发生机制的认识。那些同意这一诊断的病人疼痛得到缓解。这和我的偏头痛经历相似："认识到症状发生中的情绪作用"会以一种我们不知道的方式消除了这些症状。很多年之后，我才真正理解这一迷人、神奇现象的原因。

在最初那段时间里，告诉病人我认为他们的疼痛是由“紧张”导致的并不是件容易的事情，任何医生都会嘲笑这一观点。当你告知病人他的身体症状是“在头脑里”，一般情况下，病人会骂你。虽然病人经常引用“在头脑里”这个词，但我小心回避着，因为在主流医学界这是一个贬义词。虽然有时候我能够圆满地解释“紧张”和疼痛之间的关系，但我依然感到碍手碍脚，因为我自己对包含其中的心理动力机制知之甚少。相反，我考虑到某种人格特质似乎在肌肉紧张综合征人群中很常见，很有可能是这些人格特质导致紧张和焦虑。我认为，症状是焦虑的身体表达，而不是情绪表达，这就是为什么那些努力工作的人、认真勤奋的人、极富责任心的人、强迫和完美主义倾向的人更容易患上肌肉紧张综合征的原因。我不能为“紧张”提供一个明确的临床定义，但是“紧张”的人们是很好辨识的。“心理上的”和“情绪上的”是两个不好的词，这意味着你身上发生了些奇怪的事情。我避免使用“心理导致的”这个词语，因为对于大多数人而言，这个词语意味着疼痛是假的或者是想象出来的。无论如何，我继续做出这一诊断，我的治疗成功率则在稳步上升。现在，我感觉已经理解了这一疾病的特性，并且能够精准地预测哪些病人能够好转，哪些则不能。

在身体检查时会发现，不管是颈部、背部还是其他什么地方疼痛的病人，几乎都对特定肌肉的触诊敏感。比如，某个人只是背部右下部疼痛，但当我在检查中按压两个肩膀上端（上三角肌）、腰背部的两侧（腰脊肌肉）、两块臀肌的外侧部分（臀部肌肉）的时候他感觉疼痛。这些一致的发现强烈说明症状起源于中枢神经系统（大脑），而不是局部的结构异常。

在20世纪70年代中期，我发现大多数颈部、肩部和背部疼痛症状经常伴随着腿部和手臂疼痛——这是典型的心理导致身体症状的情况。也就是说，情绪因素引发身体特定组织的反应，然后导致疼痛和其他神经学上的病症。

这一反应的特性是什么？物理疗法由高热（包括高频声波）、深层按摩和相关肌肉的主动运动组成。大多数采用物理疗法的病人说至少会有短期的缓解。我知道这些治疗方式能够加快局部的血液循环，这样就很容易认定症状是由于相应的肌肉组织的血液循环降低导致的。血液循环是受中枢神经系统的子系统（我们称之为自主神经系统）控制的。很多其他的心身疾病，比如胃溃疡、大肠炎、偏头痛和紧张性头痛，也是通过自主神经系统调节的。这样就很容易理解症状的产生过程了：头脑中的某些组织决定发动这一过程，自主神经中心被激活了，在几毫秒之内，向其相应区域的传播就会降低。这意味着，这些组织被剥夺了完全的氧气补充——这无疑是这些症状的真正原因。这与德国两位研究者1975年的发现有关，有证据表明，在背部疼痛病人的肌肉细胞的细胞核内有轻微的氧缺乏。这也与20世纪80年代一组瑞典风湿病学家发表在医学文献上的研究结果相一致。

既然对于这些症状已经有了一个合理的解释，那么，我便按照氧缺乏导致疼痛的前提对病人进行诊疗。进一步地说，即使疼痛的原因被证实是由大脑发起的一些其他过程导致的，但是有一点是很明确的，那就是有效的治疗应该直接指向大脑，而不是局部的组织。

我告诉病人，他们的背部真的没问题。我给他们解释，他们患上了一种无害的疾病，这种疾病必须通过思想而不是身体来进行治疗。意识、洞察力、知识和信息是治疗这一疾病的神奇药丸，除此之外什么也治不了这个病。

诊疗思路是清晰的：如果信息是治疗良方，我应该用一种很好的方式提供信息。于是，从1979年开始，我将病人聚集在一起，给他们详细讲解肌肉紧张综合征的生理和心理机制。这些演讲是治疗方案的基石，所有听演讲的病人中，80%~90%的病人依赖于此完全康复。

这一观点，在20世纪80年代早期我写给《纽约时报》专栏作家拉赛尔·贝克的一封信中有很好地表述。1981年8月16日，他所写的专栏题目为“所有的溃疡都去哪里了”。我猜想他会对我的观点感兴趣，所以在1981年9月23日，我给他写了如下一封信：

亲爱的贝克先生：

你是一个知识渊博的人，我想你可能有兴趣知道溃疡发生率降低的真正原因。不久前，你写了一篇有关溃疡的专栏，准确地指出胃和十二指肠溃疡是身体疾病家族的成员，反映了大量紧张的存在。这一邪恶家族的成员还有结肠炎、痉挛性结肠、紧张性头痛和各种过敏症等突出的几种。然而，还有一种已经逃出了医学界的注意，更确切地说是伪装成为其他事物继续存活。这是非常重要的一个成员（背痛），因为它承担着以前普遍存在的溃疡的角色。为什么会发生这种转变呢？这是一个非常有趣的故事，一会儿我再来说这个故事。这一其他的疾病毫无疑问就是常见的背痛（或颈部或肩部疼痛）。多年来，人们一直假定背部疼痛是脊柱和相关结构的一些不足所导致的，但这仅仅是诊断上的烟雾弹，成功地糊弄了医生和其他医学从业人员。实际上，背部疼痛是由神经系统分支活动过度导致的，这一神经系统分支同样导致溃疡；刺激这一神经系统分支活动的是同一个老妖怪："紧张"。

下这一结论我很谨慎，同时，我已经将我的观点发表在医学杂志上了。但是，不要被我的这个观点吓到，因为即使最疼痛和让人虚弱的疾病也会有一个非常温和的反应过程，这种情况比会导致流血或者穿孔而变得非常混乱的溃疡常见的多。所有这些疾病都是同一个家庭的成员，是同一个内在机制的不同表现。比如，紧张引发的身体表征，是一种心理因素导致的身体疾病。心脏病就是心理严重影响身体过程的一种表现，但不等同于胃溃疡。

现在，我们回到为什么会发生转变这个问题上。除非人们认识到“紧张”的身体表现的目的是为了欺骗，否则不能理解这一问题。我们的头脑很显然“感到紧张”了，这是对“紧张”的一个恰当反应，是由于身体上出现了某种错误让人难以忍受，或者不能被社会所接受。因此，头脑在身体系统方面做了一个微调，看起来像是一种神经毁坏，结果出现急性的肚子痛或者背部疼痛。而溃疡消失的原因则是因为每个人都开始认识到它是一种假象，它真正意味的是紧张，而这种紧张是不被社会接受的。

古老的背痛直到今天都没有改变过，一直是紧张的等同物，但没有人关注它直至现代医学发展到现在。这里所说的大脑，是指大脑的生理构造。每个人都认为背痛是最后一种“身体”疾病，因此它是“紧张”最合适的替代品。溃疡已经丧失了它的价值，背痛作为新的替代品随之而来，它是“紧张”大军中完全隐蔽的旗手。

实际生活中，每个你与之交谈的人都能告诉你一个背痛故事。近二十年，西方人各类背痛发生率一直在戏剧化攀升，而声名狼藉的溃疡却渐渐销声匿迹。

这难道不是一个引人入胜的故事吗?

几天之后我收到了下面的短信，信中转达了贝克先生的盛情许可。

亲爱的萨诺先生：

那的确是一个引人入胜的故事，并且也让我更了解自己的“背痛”。当我用打字机工作四五个小时之后，这种灾难就会降临在我身上。通常，在我意识到写作不顺利时，情况就特别糟糕。

上周，我有机会帮我的儿子搬家，并警告他我可能会在几个小时之后退出，因为我的背会吃不消。实际上，搬家的过程是一个享受，至少在某种程度上它是一种非脑力活动，很吸引人。提起、拖拉，在一种愉快的带点粗野的氛围中做这些事情，我的思想处于完全放松的状态。那天，就这样工作了10个小时，我记得背部第一次从早到晚一整天都没有打搅我。

拉赛尔·贝克

1981年，我认为身体表征是焦虑的替代品。后来，概念上的改变让我更好地理解了这一问题，相应地，治疗上也更有成效。这一细微但重要的改变是：无意识的情绪现象导致身体症状的存在。

当然，溃疡并没有销声匿迹，不少人认为溃疡是由于胃部出现细菌导致的。我的观点是，溃疡依然是压力导致的，细菌只是这一疾病的参与者之一。溃疡与过去已经不同，也不会如现今的疼痛疾病这般经常发生。

1982年，我开展了针对病人的第一次追踪调查——从1978年到1981年，我由来我这里接受治疗的病人中随机追踪177名，他们都接受过疼痛水平和身体功能的诊断。结果发现，76%的人都过上了正常生活，并且疼痛完全消失了；14个病人获得了一定程度的改善，28个（16%）病人治疗失败。

有关这组病人的两个重要因素必须说明一下：在来我这里诊疗之前，他们中的大多数人已经有了很长时间的疼痛史，并且接受过各种治疗，一些人甚至做过外科手术，但他们依然有严重的症状；在这些病人来我的诊室之前，我没有接触过他们。从1987年开始，我访谈打电话预约诊疗的病人，以确定他们是否参加我们的项目。患有这些疼痛症状的众多病人中的大部分不能接受情绪性因素导致身体症状的观点，因此不能从我们的治疗项目中获益。因为，接受诊断是治疗成功的关键因素。当我因为这种选择而受到批判的时候，我提醒我的批评者：就像一个外科医生不会为一个不具备手术条件的人做手术一样，我有权只对那些有可能成功治疗的病人采用我的治疗举措。这一选择并不仅仅是对我有益，也节省了潜在病人不必要的开支并阻止了病情恶化。

尽管在1987年之前缺乏这种选择，但是1987年的第二次追踪调查发现，项目的有效性从1982年以来一直在提高。这一次我们加大了难度，仅调查CT扫描发现腰椎间盘突出的人们。腰椎间盘的异常是导致大多数背部手术的原因，但我们的实践经验表明，它很少为疼痛负责。109个这样随机选择的病人参与了这次调查。接受治疗之后1～3年，96个（88%）病人疼痛消失了，并过上了正常生活；11个病人有了一定程度的好转，只有2个人没有任何改变。这与1982年的调查结果相比有了显著的提高。

是什么原因导致我们调查结果的显著变好的呢？一方面，是我在教授肌肉紧张综合征的特性方面更加精通，因此，更能够成功地激发病人对这一诊断的信心；更重要的是，1985年开始，我不再给病人开具物理治疗。虽然所有的治疗师都能完全意识到他们正在治疗的过程的特性，并且忠实地强化“心理的而不是生理的因素导致疼痛”的观念，但同样明显的是，一些病人会聚焦在物理治疗上，仅口头上相信我教授的知识和传达的信息。如果有任何一点疗效，实际上是一种安慰剂效应（一种建立在盲目相信基础上的治疗效果，通常是短暂的）。更微妙的是，通过一周2～3次的身体治疗，我们将病人的注意力聚焦在他们的身体上，而治疗的成功则取决于将他们的注意力从身体转移到心理上去。物理治疗的可能好处已经被其潜在的消极影响大打折扣。我相信，去掉物理治疗对治疗项目效果的提升起着重要作用。

虽然第三个追踪调查还没有实施，但我相信，我们项目现在的效果一定比1987年的好。项目效果的提升归结于对病人的筛选和我对肌肉紧张综合征心理机制的理解上的重要飞跃。

当我和一个精神分析学家同事斯坦利·库恩合作一篇医学论文的时候，他认为身体症状可能并不是焦虑的身体表达——这已经成为我多年诊疗工作的基本假设，但精神分析学家却将其看作防御机制的后果。在回顾防御机制的作用时，我发现这个词多少有点误解。防御机制（在这里是指身体症状）的目的是为了将人们的注意力转移到身体上，以助于他们避免意识到或者对抗某种无意识的（被压抑的）情绪。对压抑作用的新的理解是我在大约十五年前开启的治疗背痛之旅中的重要里程碑。不仅是因为这一观点与我的诊断完美契合，还因为第一次我有了一个解释——为什么人们在了解和接受了身体正在发生什么之后症状就能好转。突然间，我豁然开朗。为什么在伊利诺伊州皮若亚的某个人，仅仅通过阅读我的关于肌肉紧张综合征的书籍就能够完全康复，而不需要跟我交谈，也不需要我的诊疗。谜底揭开了。一旦病人接受了身体正在发生什么的知识，就破坏了大脑的计谋。虽然我们一直知道肌肉紧张综合征是大脑引发的一种过程，但我们不知道为什么大脑要这么做。现在，我们知道了，这些症状的作用是将人们的注意力从隐藏的情绪上转移开去。那么，通过暴露暗中进行的心理过程，就能够结束这一过程。于是，疼痛就消失了——事实上，疼痛本就不该存在。

这些心身结合的观点是我24年临床经验的最高点，而实际上，在这本书中，它们只是关于身体的起点。虽然它们是从我诊断和治疗疼痛的经验中发展出来的，但是，我相信它们跟很多医学疾病相关。实际上，我相信每个人都有心身方面的身体症状。少数人——如果真的有的话——一生之中没有或很少有心身疾病的话，则反映了人类心理结构的现代进化。最为重要的是，这些表征证明，心理和身体之间没有分离。毫无疑问，二者之间是紧密联系在一起的，我们不能排除心理的影响作用来研究人类疾病的病理。关于常见疼痛症状，我的经验已经证明，忽视人类疾病的情绪组成部分是一件多么愚蠢的事情。在一些病例中，情绪起着参与者的角色；在另一些病例中，情绪则起着主要作用。忽视疾病病理中情绪这个因素无异于一个重大的遗漏，就像忽视微生物在人类疾病中的作用一样。

什么情绪这么可怕，以致激活大脑，进而使一个人遭受如此严重的身体疼痛和令人恐惧的神经学症状？这个问题的答案既是理解这些疼痛症状的基础，也是理解所有心理因素导致的身体疾病的基础。

一直存在于无意识之中的饱含冲突性的愤怒，源自代表着人类心理组块的各种组成部分。这些冲突导致那些不能被容忍的情绪的形成，因此，必须被压抑。因为这些不受欢迎的情绪似乎在努力地希望被重新感知，而大脑必须做些什么防止他们来到意识层。于是，心身症状就产生了。本书就是探索这些不受欢迎的情绪的特性和内容，并且解释为什么大脑选择用身体的疼痛去掩盖情绪的混乱。

第一部分

心身疾病的心理和生理机制

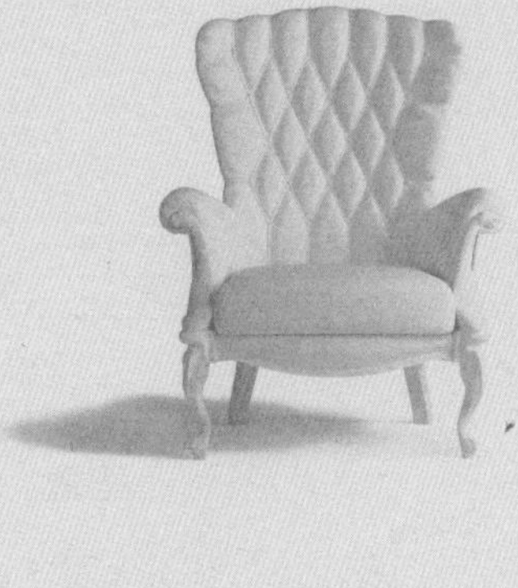

第一章

身体有问题，原因在心理

我是一个身体医生，致力于判定一种身体疾病的心理原因。

既然肌肉紧张综合征及其等同物都是由心理现象引发的，那么心身疾病的心理机制的解释就站得住脚了。这些疾病既不是心理疾病也不是身体疾病，但在一定程度上，症状是由大脑为了达到某种心理目的而导致的。我认为，你能够从下述的生活故事中找到对照。

首先我们来看看，如果你是一位女性，将有什么样的生活情景。

你是一个二十几岁或者三十几岁的单身女性。你或许受过高等教育，或许没有，但你试图为自己的生活做主。你的家庭背景也许很好、一般般或者非常差，但你认为你的童年回忆是非常不舒服或者痛苦的。你热爱生活并且关心是否结婚或建立一个长时间的稳定关系。你在思考自己是否想要一个家庭。你可能有财政问题。双亲中的一个或者双方（有时候是兄弟姐妹）在以各种方式成为你的烦恼。

你处在许多现实生活事件的压力之下。你想尽可能完美地解决所有问题，成为一个“好”人、所有人喜欢的人和在他人有困难时能帮上忙的人，这些强烈的需求和欲望驱使着你，使情况更糟糕。

也许你是这个年纪的女性，但是已经结婚了。你的婚姻也许从非常好变得糟糕，但无论如何，结婚本身就给你增加了大量之前所没有的压力。你发现很难抽出时间去做生活领域的必要提升，甚至保持良好体型都是一个挑战。如果婚姻动荡，压力更大。你是否在努力维持婚姻？你选错人了吗？你还能找到自己的理想伴侣吗？时间一分一秒地逝去，再要孩子会不会太晚？

现在让情况更复杂一点。你有一个或更多的孩子。如果你还在工作，那么压力是巨大的。即使你是个全职太太，可孩子彻底地改变了你的生活，如果你是一个有爱心的、认真的妈妈就更是如此。该停掉工作吗？怎样对孩子才是最好的？怎样对自己才是最好的？荒谬的是，孩子通常会给婚姻带来压力。现在可以用于浪漫、玩耍和游戏的时间少之又少，年轻夫妇二人世界时的无忧无虑荡然无存。对于有婴儿的父母而言，睡个好觉都是很难得的。每一年，父母都有一些新的责任，会增加更多自由的限制。父母双方都是这样，当然，除非父亲是一个大男子主义者，他的信条是："母亲负责照顾孩子，我只负责赚钱。"

也许你所在的社会有大家庭当道的文化传统，一个家庭五六七八个孩子是很稀松平常的事。你喜欢这一文化传统，从来不觉得负担过重，但是开始莫名其妙的背痛（你恰巧是一个一丝不苟的人，并且是一个很容易焦虑的人）。

为什么这些生活情景只呈现生活中消极的一面呢？心理的事实是，在我们所有人倾向于记住美好的事情的同时，生活压力引发了内在的无意识的反应，只是我们对这些反应一无所知。即使当这些反应使人变得异常烦恼进而引发身体症状时，我们依然意识不到它们。心理领域包括两个部分：熟悉的意识心理和无人涉足的无意识心理，相比较于意识心理而言，无意识心理对我们的生活、我们做什么和不做什么有着更巨大的影响。虽然大多数人认为“做出决定”是意识心理做的事情，但实际上，做决定的过程是依赖于过去学到的和感受到的所有事物，包括储存在无意识心理中的信息。

将时间移后几十年：现在你是四十几岁、五十几岁或者六十几岁。孩子已经长大了，而且离开了家庭；你可能会体验到目标感和重要性的丧失。如果婚姻不如意，情况会进一步恶化，让你忽生陷入绝境的感觉。想要离婚，但是因为很多原因而不敢——通常是经济方面的原因。你开始怀疑自己是否度过了一个完整的人生。并且，奇怪的是，对你妈妈或者爸爸的强烈的负面情绪并没有消失，相反，它们继续被压抑，并可能出现各种症状。

你也许没有孩子，而从深层次情感来说，你感到非常穷苦。在这种层面上，你可能出现各种症状。

年纪大一些的父母要更加注意，内心会有大量的愤怒不可避免地被唤起，但你们会完全意识不到它们。尽管你天生爱你的妈妈或者爸爸，但是无意识的愤怒会不请自来。当它达到一个临界值，症状就会出现。

退休通常对健康危害很大，无论你是男性还是女性。社会地位的丧失、生活风格和模式的改变几乎总是导致令人烦恼的内在反应，进而带来心理的或者身体的症状。

退休之后无工作的状态下，一些最强烈的情绪被唤醒了。现在，你必须在你丈夫清醒的所有时间里与其互动；你可能发现自己一天需要烧三顿饭。一位女性评论说，这就像家里又有了一个十几岁的孩子。

如果你的丈夫变得虚弱了，内心的愤怒会增加十倍。不管你有多爱他，无意识是不讲逻辑的，而且，事实上，无意识也是不理性的。如果在他身体变差之前婚姻有小的波折，情况可能更糟。当他身体不适之后，之前的波折会增加内心的愤怒。

换个角色，如果你是一位男性，生活又会是什么样呢？

你是一个未婚青年，跨出校门，发现很难找到一份稳定的工作。或者，你已经找到了一份好工作，但是它带来很大的压力。你花大量时间在工作上，并且工作做得很棒，可是升职无望。也许你挣钱不多，买不起房子，不得不跟父母住在一起，而真正的痛苦是你跟你的父亲（或者母亲、兄弟、姐妹）关系有问题。

女人可能也是一个问题，至少，你要找到一个跟她在一起感到比较舒服的女人。有时，你与并不适合你的女人约会，但强烈的被爱和被接受的需求导致你饥不择食。因为你感到信心不足，你接受了低于你的工作能力的低水平的工作。事实上，内心深处，你认为自己不值得拥有很好的事物。这让人愤怒。

或者你正好35岁左右，已婚，并且有两个小孩。你拥有自己的小生意或者为一家公司工作。你很成功但是经常焦虑，甚至表现得像个孩子。你异常敏感，很容易受伤，时刻期待被伤害或者受委屈；你总是看轻自己，觉得自己必须被所有人喜欢，在别人要求帮助的时候你总是把自己推出去，然后发现自己想知道这个忙自己帮得好不好。你总是感到自己好像必须要证明自己一样。你知道自己是一个容易焦虑的人，并受到过恐慌的袭击。奇怪的是，很少有人知道你的这些事情，因为你看起来和行动起来都很强悍。基本上，你让人印象深刻。

你也许经常参加激烈的身体运动：网球、跑步、篮球、排球、滑雪。你已经结婚好几年了，还没有孩子，在一家广告公司或者律师事务所工作。你的老板是一个纪律严明的人，这让你一直处于紧张状态。你的妻子想要一个孩子，但你还不确定是不是准备好了。一年之前，你开始有一点背痛，核磁共振成像检查发现存在腰间盘突出现象。现在，你害怕从事你喜欢的任何一项运动，变得非常沮丧。

也许你恰巧快50岁了。你曾经非常成功，财政稳固，但你发现自己一直在从事新项目和新的挑战。你似乎不能放松和尽兴地享受你的娱乐休闲项目。你开始出现身体症状。

你一直是个高尔夫球手，而且热爱这项运动。你的妻子认为如果你们能一起运动会非常好，但对高尔夫球不感兴趣，因此建议一起打网球。你一直试图学习这项游戏以取悦妻子，但你不擅长打网球，而且也的确不喜欢它。多年之后，你的背部又再次开始受伤。

又或者，你为同一家工厂工作了20年。你很擅长你的工作，但是你有了一个新的主管，他让你厌烦而且不让你做决定。另外，他一直要求你去做那些本该由经验不足的年轻人做的事情。这些天，你感觉身体不太舒服。

无独有偶，跟你同一个部门的一个年轻人，他在职一年，似乎颈部和手臂不舒服，并出现了一些问题，在过去的几个月中经常生病。在跟他的谈话中，你能听出来他恨这项工作，但由于薪水不错，所以一直没有离职。他结婚了，而且有三个孩子。

你70岁。一年前，不顾你的反对，你的家族卖掉了你为之贡献一生的生意。他们都有经济头脑，但你是创建这项生意的技术天才。六个月前你患上了可怕的臀部疼痛，医生似乎也没有找到解决办法。疼痛一直在持续，所以你走路不能超过两个街区，在疼痛变得糟糕之前，你必须停止脚步。

这些简短的素描不能穷尽每一位读者的生活。它们旨在强调本书的一条基本信息：我们所有人都处在这种或那种压力之下。我们所有人对这些压力都会做出内在反应，为了应对这些内在的感受，我们所有人都会出现身体症状。无论我们怎样有意识地去应对生活中的压力，无意识世界中都存在另一种反应。我们意识不到那些无意识感受，因此也不能控制它们。并且，因为它们如此具有威胁力和令人可怕，大脑会自动引发身体症状去阻止可怕的感受变得公开，也就是被我们清楚地意识到。这就是为什么会有心身症状的出现，并且，这些症状在西方社会很普遍。它们并不是心理或者情绪疾病，将它们视为异常或者变态会导致严重的医疗管理不善。

心理（情绪）的结构

西格蒙德·弗洛伊德提出了无意识和压抑在无意识中的情绪的概念。我相信心理原因导致的身体疾病（也就是情绪引发的疾病）的出现是因为不受欢迎的或令人恐惧的受压抑的情绪。因此，我的理论是植根于精神分析学派的基本概念之中的。当我开始研究这个问题的时候，我没有受过精神分析方面的训练，也没有这些疾病的心理学特性的先入为主的观念。但是，研究之下很快就会发现，症状是一种心理过程的结果，这一过程发生于心理学家称之为无意识的地方，在那里的情绪部分，我们完全意识不到，而身体症状是对无意识情感的一种反应。因此，真的是得益于心理学和精神分析学，没有弗洛伊德，我们可能仍然在寻找问题的答案。如果他没有介绍无意识中受压抑的情绪的观点，我们可能必须将症状的原因归结为"神经"，并且对治疗上如何突破毫无头绪。

弗洛伊德认为情绪的心理由三个部分组成，他的翻译者称之为：超我、自我和本我。交互精神分析学家所说的三个成分是指：父母、成人和小孩。在我的理论中，使用的是后者。

"父母"是心理中告诉我们什么是对什么是错的部分——我们应该怎样行为，怎样符合伦理和道德规范地做事。这个"父母"既住在意识心理之中，也住在无意识心理之中，在心理引发的身体疾病中起着关键作用。它是意识的同义词，"父母"让我们成为完美主义者，我将其称为"好好先生”。其有取悦他人，成为一个好人及和善的人的欲望。一个“好好先生”会避免与人对抗，是和平制造者，总是警觉着去帮助别人，即使这样做意味着自我牺牲也在所不惜。“好好先生”有强烈地被爱的需要，同时伴随着不被他人喜欢的恐惧。

完美主义者是工作狂，大都认真负责，渴望成功，是容易焦虑的人。超级完美主义者不满足于在他（她）的领域成为一个出类拔萃的人，会控制不住地去寻求新的挑战。

“成人”同样在意识和无意识心理中都起作用。它是调解者和执行者。它的作用就是让你保持最优状态的运转，保护你免受外在和内在的危险。无意识中的“成人”可能会对特定的情况产生自动化的反应，因此，它的决定并不总是根据意识的判断，合乎逻辑或者理性——无意识心理功能的非理性趋向是理解心身疾病的关键。情绪领域由两个部分组成，我们体验到的无意识领域的情绪远远超过意识层面的情绪。肌肉紧张综合征及其等同物就是无意识领域情绪的例子。

最后，有一个“孩子”，这是我们不了解的一部分心理，但是在我们的日常生活中起着重要作用。它是所有的无意识，或者说它使我们一直处于局促不安的状态。就像真实的小孩一样，它是快乐、完全以自我为中心、依赖、没有责任感、可爱的，并且经常是无逻辑和不理性的，但跟真实小孩不一样的是——它有永恒的愤怒。它同样是有力量的，虽然它将自己看作是虚弱和低下的——“毕竟，我只是一个孩子。”它一直与“父母”发生冲突，这样的斗争对心身疾病的产生过程非常重要。

这些概念是由20世纪著名的精神分析学家海因兹·科胡特提出来的，对于理解会导致身体症状的事件很重要。科胡特认为，与其说这个“小孩”，倒不如说我们每一个人的自我存在感在生命的最初几个月发展得好或者糟糕。他相信自我卷入——学术语言称之为自我中心——适当的发展是正常的，因为自我中心或多或少以有内聚力的自我为特征。他建立了自我中心发展路线理论，从最原始简单到完全成熟。根据科胡特的理论，自我中心是从不放弃的，是发展成自尊的成熟形式的潜在的健康和良好的土壤。

然而，科胡特提及的自恋性暴怒特别吸引我。他假设从儿童期就开始患有人格疾病的人们，都伴有累积的永久的愤怒，他将其称之为自恋性暴怒。他认为婴儿和儿童发展时期所遭受的情绪上的创伤经历是这种愤怒产生的原因。我想知道的是：是不是我们每个人的内心中都有一些这种愤怒，但是更重要的是，是不是这样的经历给居住在我们每个人内心的固有的自恋性自我（本我）造成了压力，进而引发了勃然大怒，而这似乎是心身疾病的原因。这一观点在下面的章节中会有更详细的介绍。

在这样的背景之下，我们现在就能够精确地测查无意识中发生了什么导致身体症状的产生。

无意识中的压力和暴怒

我认为无意识中的暴怒有三种潜在的来源：

1. 第一种可能产生于婴儿和童年期，并且从未消失。

2. 第二种来自自我强加的压力，存在于积极上进者、完美主义者或者“好好先生”中。

3. 第三种是对日常生活中真实压力的一种反应。

我发现，在向病人描述这三种潜在的来源时，用模拟银行账户的方式很有帮助。愤怒的存储不仅仅发生在童年时期，而是贯穿于整个人生。因为这个账户没有提款行为，所以愤怒一直在累加。因此，愤怒变成了暴怒，当它累积达到一个临界水平，并且面临向意识层喷发的危险时，大脑创设了疼痛或者一些其他的身体症状，用以分散注意力，以防止剧烈的情绪爆发。

下面的病例，形象生动并且戏剧化地证实了这一过程的发生。我之所以用这位病人的经历，是因为它异常清晰地展现了疼痛和受压抑情绪的关系。事实上，只有一小部分肌肉紧张综合征的病人会发生这样严重和令人烦扰的疾病过程。

一封来自海伦的信

在海伦信中描述的事件发生之前的几个月——我曾经成功地治愈了她的腰背部疼痛。在海伦47岁的时候，记起自己在儿童青少年时期受到过父亲的性虐待。她决定去参加一个针对乱伦受害者的成年女性团体。她去参加团体会议的时候，背部已经开始疼痛，但等到完成我的课程时恢复了信心。她知道了自己背部疼痛的心理原因，并且不再为此困扰。下面的文字是她自己的描述，能最准确地告诉我们大家在她身上发生了些什么。

“我去参加团体会议，遇到了其他六个女人，她们试图控制自己，对待他人不像我之前遇到的那些人那样情绪化和消极。我想了解这种类型的团体活动是否真正适合我。我发现自己无论多么努力保持距离，生活中依然被由性虐待所带来的疼痛和破坏弄得非常不安，这些女人的情况跟我一样。”

度过随后的48小时之后，疼痛程度渐渐增加到一临界点，她起不了床了：疼痛让她瘫痪在床。她告诉丈夫说，她不能理解为什么当自己知道了疼痛的心理性目的之后依然这么疼痛。她忧心如焚，想知道为什么治疗理念没有起作用。

她丈夫回答说：“你谈论的可是压抑了四十多年的愤怒情绪呀。”下面，是她写下来的接下来发生的事情。

“然后，突然之间，我开始哭泣。不是轻轻啜泣，不是悲伤，不是我的背部疼痛所导致的安静哭泣，而是我从未经历过的一种源自内心最深处、最剧烈的哭泣——不受控制地流泪、生气、暴怒，拼命地哭泣。与此同时，我听到自己在说些什么，诸如‘请照顾我’、‘我从来没想过要从隐藏处出来’、‘我是如此害怕’、‘请关心我’、‘不要伤害我’、‘我想割断我的手腕’、‘请让我死吧’、‘我必须逃跑’、‘我感到虚弱’，等等。我不能控制自己的哭泣和诉说，感谢我的丈夫，他只是抱着我。当我哭叫并诉说这些感受时，真实的感觉就像有一条水渠，一根管道，从我的背部直接通到我的眼睛。我感到，当我哭泣的时候，疼痛都流出来了。这很怪诞和奇怪，并让人惊恐。我知道，我真的知道，在那个时刻感受到的跟我是孩子时感受到的一样：没有人会照顾我，也没有人能照顾我，我吓坏了，悲伤，孤独，羞愧并且惊恐。当我哭泣的时候，我又是那个小孩了，并且，我再次感受到我一生中的情绪，我认为疯狂的、处于最好状态的或者是怪诞的情绪——也许，我将自己从身体中移除了。甚至，我从来不允许自己去体会当我是个孩子时候的感受。但现在，感觉就在那里，它们流经我的全身，然后流淌出去。”

我非常感谢海伦（化名）允许我在书中引用她的信件，它们完美地展现了隐藏在肌肉紧张综合征及其类似身体疾病背后的心理过程。她的故事说明了以下几点关键信息：

1. 产生于婴儿或童年时期的感受永久性地居住在无意识中，可能会对一生的心理和身体症状负责。

2. 强烈、痛苦、令人不安和恐怖的情绪，像暴怒、悲伤和羞愤，都被压抑在无意识心理之中。

3. 受压抑的情绪一直在努力冲到意识层中，也就是逃离无意识，变得公开并且有意识地显露。

4. 身体或情绪性症状的目的是，通过将注意力从情绪领域转移到身体领域，从而阻止受压抑的情绪被意识层意识到。这是回避策略。

海伦的故事显示了上述四点。不到两天的时间，她的疼痛严重程度增加，尽管她知道疼痛的来源。她从掌握的肌肉紧张综合征知识中意识到，理解被压抑在无意识中的事物通常会终止疼痛。在海伦的实例中，了解了这一知识并没有让疼痛消失，是因为这一强大、痛苦、令人恐惧的情绪越来越接近突破意识层。当这些受压抑的情绪试图突破意识层的时候，疼痛会陡然增加以阻止这种突破的发生，有点孤注一掷的味道。这些情绪一旦被允许表达，当它们突破进入意识层时，疼痛就消失了——疼痛再也没有意义，它已经丧失了其使命。

事实上，在每一个案例中，大脑的策略并没有失败，它成功地将那些情绪继续压抑在无意识中，疼痛依然会持续。然而，和我一起工作的心理治疗师说，像海伦这样的反应，在有效的治疗中并不是偶尔或者戏剧性的。和海伦一样，不少人经历上述的情绪体验之后，疼痛会立即消失。

如果我的所有病人都能有这样一个突破，那么，治疗就会节省很多的时间和麻烦。但很多人没有出现这个突破，我便不知道怎样去引发。所以，我们必须遵循一种更劳命伤财的程序去消除疼痛。一般的肌肉紧张综合征病人并没有隐藏如海伦一样强烈程度的愤怒，因此也不会如海伦一般爆发如上的情绪。

无意识暴怒和不能忍受的情绪：被隐藏的肇事者

在现实生活中，我们有三种意识心理：意识、无意识和潜意识。本书主要关注前两种：意识和无意识。第三种则是潜意识，是指感觉、认知、语言产生和理解、推理、判断、身体和工具性技能以及创造性等方面。潜意识是让人入迷的领域，但本书中涉及潜意识的只有发生在潜意识中的学习，而这种学习是治疗过程的基础。

理解心身结合过程需要一些关于无意识心理的知识。我已经在前面做了一些基础工作，描述了居住在无意识领域的三个居民：父母、成人和小孩。下面的表格对于理解无意识心理可能有帮助：

意识心理	无意识心理
外显的	内隐的
逻辑的	非理性的
沉思的	情绪的
自控的	粗野的
成熟的	孩子气的
关心他人	自我主义
努力成为完美的人	强加的情绪——暴怒
努力成为一个好人	强加的情绪——暴怒
罪恶感	无所谓
鼓励的	害怕的
独立的	依赖的
自信的	低自尊
文明的	野蛮的
道德的	没有道德原则的

正如上表所示，无意识心理并不都是消极的。我们仅仅是将注意力放在那些会导致身体症状的无意识特征上。意识心理能够很好地处理个性特点带来的压力和日常生活压力。对这些压力的内在反应导致了持续累加的暴怒，并且，这种暴怒将会闯进意识心理的危险需要一种身体不适分散注意力。无意识心理中的暴怒被意识感知为危险和威胁，因此疼痛和其他身体症状等形式的过激反应就突然发生了。

为了避免任何混淆，最为关键的是澄清我们意识中感觉到生气、暴怒和这里提及的受压抑的情绪之间的重要差异。

现代医学在情绪和疼痛特别是慢性疼痛之间关系的研究方面，专注地聚焦在我们称为的“感知到的情绪”上，包括诸如生气、焦虑、害怕和沮丧这样的情绪。遭受这些情绪的人们能够意识到它们，它们不是被压抑在无意识之中的情绪。

以我的经验，这些情绪可能很严重，但是不会导致疼痛。肌肉紧张综合征教育我们，只有我们的思想感知为危险的情绪，才会被压抑，进而导致身体反应。

意识对愤怒的抑制

一本非常重要的书，《暴怒之中》，1984年出版，作者是著名的精神分析学家威拉德·格林。它是一本学术性和有洞察力的书，将现代社会中生气、暴怒的原因和广泛影响一一呈列出来。格林博士清楚地指出，生气是日常生活的一部分，因此是一种非常重大的心理社会问题。

被禁止的或有意识的受抑制的生气会促进无意识心理中的暴怒的储蓄。我的工作便是处理由无意识中受压抑的或者意识中抑制的生气-暴怒情绪导致的疼痛疾病。当我们大家能够意识到的愤怒被压抑时，会在肌肉紧张综合征的形成中起作用，但其重要性并不等同于下述原因所导致的产生于无意识中的愤怒。

1. 内心冲突
2. 日常生活的压力和束缚

3. 从婴儿和儿童期储存下来的愤怒情绪

而且，诊断为肌肉紧张综合征的病人接受治疗后会持续好转，但大量被医学界诊断为慢性疼痛的病人并没有如此好运。

暴怒——不是“生气”

生气的强烈程度达到暴怒的水平时，就必须以身体症状作为转移物。暴怒闯进意识心理的威胁必须足够巨大，才能使得肌肉紧张综合征及其等同物的产生显得合理。

如何知道暴怒是肇事者

贯穿我所有诊疗心身疾病的经历，病人一直都是我的信息源。我通过观察来学习。更何况，我们的心理学家反复发现被压抑的悲伤、暴怒和对这些情绪的无意识恐惧。海伦就是一个典型的例子。

例子还有很多。比如那个家族不顾他的抗议，卖掉他视为骄傲和乐趣的生意的男人；那个为了取悦自己的妻子，被迫参加他不喜欢活动的男人；很多照顾年长父母的男人和女人，不会有意识地去反抗，但是内心却愤怒暗涌；像海伦这样在孩童时期遭遇过性虐待的年轻男人和女人；那位6个孩子的母亲，虽然她热衷于作为母亲，但根本没有意识母亲身份所带来的内心愤怒；有些母亲在假日之后不可避免地会有疼痛来袭，是因为在假期她要为家庭做大量的工作，而家里每个人对她的工作还不以为然；此外，还有从孩童时期开始就对他的母亲和父亲心怀怨恨的55岁的男人。

我相信，我们每个人或多或少都潜藏着被压抑的暴怒，这在我们这个时代和社会很正常。意识到这种无意识的暴怒很重要，同样重要的是关注暴怒的来源。在我们了解来源之前，先来结识一个词——“回避”。

回避：用以分散注意力的症状

正如前言中提到的一样，哥伦比亚精神分析学家和作家斯坦利·库恩认为，疼痛的目的是为了将人们的注意力从令人恐惧和感到威胁的情绪上转移走，进而阻止这些情绪的表达。这是理解情绪是如何与身体症状有关的关键。我们将在治疗章节具体论述这个问题，到时，也更能理解为什么知识能够消除症状。

症状并不是消极情绪（比如焦虑）的身体替代品，也不是糟糕思想和内疚感的自我惩罚。它们起到的是一种策略的作用，这种策略被用以将我们的注意力聚焦在身体上，进而阻止危险的情绪逃离进意识，或者避免遭受那些不能忍受的情绪。海伦的经历是二者的结合。她被性虐待恶化激怒，并且也为此感到羞愧。她掩藏着自己的恐惧、孤独、悲伤和害怕的情绪，这些情绪都不被允许进入意识心理。然而，受到刺激后，这些情绪不可避免地开始向意识心理突破，与此同时，大脑会试图阻止突破的发生，用于分散注意力的疼痛的程度开始不顾一切地加剧。

因为无意识通常是无逻辑和非理性的，所以，在面对令人恐惧的情绪时，通常是自动化反应。如果可以允许人们在甘心忍受艰难情绪和体验强烈身体疼痛之间做出选择的话，大多数人会选择应对情绪。这是符合逻辑的。但是，人类情绪系统已有的组织方式决定了它将如何做出反应——在无意识心理中，它通常是不合逻辑的。如果人脑继续进化，也许有一天，人类的无意识会更加的理性。但是现今这个阶段，人脑受到孩子气的强烈影响，经常会做出一些不合逻辑的反应。

为了理解肌肉紧张综合征中的“回避”现象，你必须一直清醒地意识到无意识心理与意识心理从根本上而言有多么的不同。无意识被暴怒惊吓，会自动化地做出回避的反应，通过将暴怒抑制在无意识心理中，并且借用身体症状援助这种抑制工作。弗洛伊德的一个传记作家，彼得·盖伊，将无意识心理比作一个安全级别最高的监狱，在那里，所有铤而走险的罪犯——不受欢迎和不被接受的情绪，都被监禁在重重枷锁之下。换句话说，它们被抑制了。

你也许会问，如果这些情绪已经被抑制了，为什么还需要分散注意力。监狱这个比喻是非常恰当的。被抑制的情绪，就像亡命之徒，总是试图越狱。尽管受迫于抑制，但是像暴怒这样强烈的情绪会努力向意识层上升。我称之为“意识驱动”。耶鲁的哲学家和精神分析学家乔纳森·利尔将其称为一种对“表达的渴望”的需求。

在《超越快乐原则》一书中，弗洛伊德写到：“无意识本身除了努力突破加之于其上的压力之外，不做其他任何努力。这种努力方向要么是突破进意识层，要么通过一些真正的行动将压力释放。”

治疗实践对这一概念提供了进一步的支持。当病人意识到暴怒或者不能忍受的情绪存在时，这些情绪就会停止它们跟意识的抗争。“威胁解除”使得起转移注意力作用的身体症状没有了存在的必要，所以疼痛也就停止了。

暴怒似乎是肌肉紧张综合征症状中的主要角色。然而，所有强烈的不被社会接受的情绪都将被抑制。既然它们都在努力进入意识心理，那么就会引发身体症状。这包括所有种类的内心冲突，其中很多需要心理治疗专家的专业知识和技能去揭开。在我与病人的交往中，病人强烈的依赖需求、关于性活动的冲突、认同问题、无助感、耻辱和羞愧感并不经常引起我的注意。如果这些冲突是持续症状的根基，那么通常需要心理治疗消除这一心理过程。

身体症状担当将注意力从无意识现象上转移的作用，这一原则对理解心身过程的性质非常重要。因此，对心理治疗项目的开发也非常重要。这一基本观点已经被多年成功的治疗经验所证实。

暴怒的来源

在整个心身过程中，“暴怒的来源”也许是最重要的主题。虽然意识到暴怒存在于无意识中很关键，但是仅仅聚焦于此是不够的。我们必须探索暴怒的原因，只有知道了原因才能真正理解心身疾病的过程。

婴儿期和儿童期的心灵创伤

婴儿期和童年期的经历导致最早的愤怒积聚。海伦的故事提供了一个痛苦却形象生动的例子，毫无疑问，那是最严重的童年情绪创伤的类型：性虐待。

身体和心理虐待几乎成为儿童心理发展的障碍。心理虐待可能伪装为“教育行为”而发生。严格的行为规范，比如“要看儿童的行为表现，不要轻易相信儿童所说的话”，“好小孩不应该发脾气”，这些都是大家熟悉的例子。除此之外，那些父母患有严重心理问题（比如酗酒、吸毒、抑郁、焦虑或者精神病）的儿童可能会遭受长期的心灵创伤。

如果在孩子出生后的头几个月中，母亲对于建立良好亲子关系和培养孩子情绪独立性方面缺乏自信的话，孩子的发展可能被扰乱。如果一位母亲在自己的母亲那里很独立，那么她可能会将孩子和自己绑在一起，因为这会让她感到安全——她可能会用孩子的爱来替代丈夫或者父母爱的缺乏。同样，父亲在儿童发展过程中起着重要作用。他必定是男孩的榜样，是女孩择偶的模板。如果他认为抚养孩子是女人的事情，那么他的孩子就会有麻烦。父母中的任何一个人都可以提升对孩子的期望——比如学业、体育或者艺术，这样一种期望就会创设出巨大的压力，而这压力可能是孩子无法承受的。

无意识的愤恨可能发生在非常正常的环境中，不一定需要假定有“糟糕的”、“残酷的”或者“不自信的”父母。

深深被压抑的不自信的情绪促进了人格特质的发展，

这在肌肉紧张综合征患者中很普遍。他们趋向完美主义、强迫、极度认真和有野心；他们上进，自我挑剔，并且通常都是成功的。与这些特质相比较，有时候，更为突出的是强迫性取悦他人，去成为一个好人，成为一个对他人有帮助的人和不具对抗性。简而言之，肌肉紧张综合征患者有寻求赞同的强烈需求，不管是爱、赞赏或者是尊重，他们都有一种强烈的需求。

变得完美和成为好人有什么不对——完美可以根本不去考虑社会和职业发展的立场——单是无意识的消极后果，就是非常重要的原因。

人格特质

低自尊

在我们的社会中，低自尊是如此的普遍，以致我倾向于从遗传和发展因素方面进行说明。

深深被压抑的不自信和自我怀疑的情绪对我们来说稀松平常。较早期的社会做了一些有益的工作，人们只在生活中设置简单的规则，并通过提供好的角色榜样和成年仪式的方式养育后代。

无需证明，我们所有人内心深处都暗藏着不自信的情绪，但是现代精神分析理论像科胡特曾经建议的那样，生命早期内在自我的错误发展，留下了无意识的孩子气在我们的成人世界中。

完美主义

表现完美的欲望一定来源于一种向我们自己和全世界证明我们是有价值的深层需求。实际上，在我从医经历中所接触的每一个患有疼痛症状的病人，或多或少都有一定程度的完美主义倾向。有的病人否定自己是完美主义者，但在谈话中会透露出他们在生活中对整洁、干净和其他方面非常挑剔。如果他们不承认自己具有完美主义倾向的话，他们会认识到自己具有高度的责任感、认真勤奋、热心和易于焦虑。他们经常富有野心，努力工作并且自我挑剔，他们为自己设置高成就的目标和行为标准。不自信的内在感觉激发了完美主义倾向。一个人在生活中的身份地位或者成就经常是虚假的。不自信的感受来自深层无意识，荒谬的是，却经常驱使我们变得非常成功。

为什么趋向完美会导致暴怒？心理学家本·索罗兹金认为，完美主义者无意识地为他们自己建立不可能达成的目标；他们无可避免地无法达成这些目标，结果导致无意识的羞愧和暴怒。

“好好先生”

完美主义倾向是我众多病人中的一个突出的人格特征。然而，就其他人来说，紧密相关的是强迫——表现良好的需求是最基本的特征。这些人有帮助他人的愿望，经常会牺牲自己的需求帮助他人。他们有讨好他人的渴望，希望每个人都能喜欢他们。文化和宗教的影响会增进这种倾向。社会要求你成为一个好儿子或者好女儿，成为一个好的配偶、好的父母和得力的下属。这种强力的驱动，就像完美主义倾向一样，多半都根源于内心深处的不自信感受。

成为完美和优秀有什么不对吗？这不是让每个人受益的吗？从社会和人际的视角来看，它是完美的，但是也会产生巨大的内心愤怒。虽然在意识心理中我们想成为优秀的人，并且表现良好，但是，自恋的自我（本我）并没有将其看作必须要做的事情。实际上，本我在被迫接受这种需求时就产生了愤怒。而这种愤怒会在以下两种情况下得到加强：一是我们的努力得不到充分赏识时；另一个最为糟糕，就是当我们自己无法实现自己设定的预期时。

记住，无意识通常是非理性的。刚有孩子的年轻妈妈，她深深地爱着自己的孩子，同时也非常焦虑。她要把抚养孩子的每件事情都做正确，一晚上有一半的时间需要起身照看孩子。她全神贯注于成为一个母亲，完全没有意识到无意识中已经升起对孩子的愤怒。我的很多病人都很难接受父母可能会无意识地对孩子生气的观点。

敌意和攻击性

有很多的文章介绍敌意和攻击性对我们健康的潜在危险。敌意被说成是与冠状动脉粥样硬化紧密相关的最重要的A型行为特质。现在，再次聚焦在感知到的情绪上。肌肉紧张综合征理论把敌意和攻击性看作非常危险的事物（比如受压抑的暴怒和隐藏的愤怒）的明显表征。实际上，身体症状、焦虑、抑郁或者敌意都是相互的等同物。它们都是发生在无意识心理中的强有力的心身过程的反映。

愧疚

最近，一个病人描述了他取悦他人和成为一个好人的强迫性症状。“不仅那样，”她说，“而且，我还对做得不好、表现得不够友善或者没有为我生活中的人们做足够多的事情感觉到非常愧疚。”

愧疚是另外一种原因，产生于心理上的超我，是又一个自我强加的压力，会导致大量的暴怒产生。一个人会为很多事情感到愧疚，包括以往的过错和不足。自我不能容忍任何形式的不愉快，而愧疚是对我们自我价值感的另一种攻击，所有这些都促成了暴怒。自我批评与来自他人的批评指责一样会引发暴怒。

依赖

儿童时期的一个后遗症就是被照顾的渴望。因为我们未将这种渴望看作恰当的成人行为，所以被深深地压抑起来；我们都有无意识的依赖。这可能导致无意识的愤怒，因为依赖需求从未得到满足。自相矛盾的是，我们可能会对我们依赖的人产生无意识的愤怒。

无意识依赖可能导致其他“生气并发症”，比如伴侣的糟糕选择（仅仅是因为那个人可以像妈妈一样照顾我们），或者选择一种安全无责任的职业或者工作，既没有挑战也不充实。这种根深蒂固的依赖情绪的其他表现是极端独立，甚至是具有攻击性。

对低自尊、完美主义倾向、“好好先生”、愧疚和依赖的理解，支持了暴怒是参与像肌肉紧张综合征这样的心身症状发展过程的最主要的情绪这一判断。不足和依赖的感受导致完美主义倾向、取悦他人、产生愧疚倾向。要知道，自我对压力的反应就像一个孩子。一个关键的过程在这里起作用：自我激发人格特质，反过来，这些人格特质激怒自我。

我们周围的世界

压力惹怒了自我，无论压力是来自内在“父母”的指令还是来自我们日常生活的现实。有责任心和热心让问题更加糟糕，成为一个有能力的工人、一个好配偶和父母以及成为年长、需要依靠的父母的可爱孩子的需求加剧了压力。

甚至一些高兴的事，比如获得一份好工作、结婚或者有了孩子都可能导致内心的混乱，带来压力和愤怒。很多年轻的妈妈会在怀孕期间开始背痛，她们对是否有能力做好母亲或者中断她们的事业去生孩子充满了矛盾。

在情绪发展的另一端，内在自我会感到被遗弃了，这可能发生在爱人去世或者孩子长大成人离开家庭时，于是愤怒产生了。

很多年前，纽约精神病专家托马斯·荷姆斯和理查德·雷研究生活压力事件在很多疾病的发病史中的影响。他们出示了这些事件的清单，其中一些是消极事件，但很多被确定为是被社会所希望的，以及“和美国的成功、物质主义、实用主义、效率、未来取向、服从和自力更生的价值观念相一致。”我将清单重现在这里。我们假设这些事件通过内在暴怒的机制引发“疾病”，列出这些事件是为了减少压力。

1. 配偶死亡
2. 离婚
3. 分居
4. 坐牢
5. 家庭重要成员去世
6. 身体受伤或者生病
7. 结婚
8. 失业
9. 夫妻重归于好
10. 退休
11. 家庭成员的健康变化
12. 怀孕
13. 性生活出现问题
14. 家庭增添新成员
15. 事业重整
16. 经济状况发生改变
17. 好友去世
18. 换到不同行业工作
19. 与配偶争吵数量的变化
20. 抵押贷款超过1万美元（20世纪60年代）
21. 抵押或者贷款到期
22. 工作责任改变
23. 儿子或者女儿离开家庭

24. 法律纠纷

25. 突出的个人成就

26. 妻子开始工作或者离职

27. 开始上学或者毕业

28. 居住条件的改变

29. 个人习惯变动

30. 与上级关系紧张

31. 工作时间或者条件的改变

32. 居住地变动

33. 转学

34. 娱乐方式的改变

35. 教会活动变动

36. 社交活动变动

37. 抵押或者贷款少于1万美元

38. 睡眠规律变动

39. 家庭聚会数量的变动

40. 饮食习惯的变动

41. 假期

42. 圣诞节

43. 轻度违法

无论积极的还是消极的压力事件都会产生无意识的愤怒——不管人们是否意识到愤怒。累积的愤怒就是暴怒，而令人恐惧的、无意识的暴怒会导致身体疾病的发生。

六种基本需求

为了实现基本需求，我们将自己置于压力之下，这惹怒了自我。或者因为一些需求没有得到充分满足，我们变得沮丧和生气。这些基本需求是：

1. 完美（优秀、成就、成功；高期望和高标准；自我挑剔和对批评很敏感）

2. 被人喜欢（赏识、爱、欣赏、尊重；取悦他人、成为好人或者好爹妈的强迫）

3. 被照顾（不管我们年纪多大或者我们有多独立，被人照顾的渴望在无意识心理中从来没有消失过）

4. 被抚慰（因此我们通过食物、饮料、抽烟、性、娱乐、玩耍来寻求满足）

5. 身强体壮（强壮、无限制、性感）

6. 永生（我们无意识地被不可避免的死亡激怒）

最后一类需求有时是最微妙的一种。然而，它经常是五六七十岁男女疼痛烦恼的原因。老化让人愤怒，我从未考虑到这一点，直到我自己真正经历了。我的一些病人已经意识到这一点，但是大多数不能认识到他们的内在情绪在这件事上所表现的强烈程度。

暴怒/抚慰的比例

我认为暴怒/抚慰的比例问题可能在身体疾病何时发生这一情形中起一定作用。病人经常会问："为什么疼痛从现在开始？"我向来如此回答："因为你的暴怒已经累积到一个临界点，因为它现在存在冲进意识心理的危险。”

然而，假定在这个公式中有另外一个要素，也就是说，不仅仅是暴怒的量会带来病痛，起平衡作用的抚慰因素的存在与否也很重要。从理论上来说，一个人生活中的这些愉悦成分会更改暴怒带来的威胁，因而让疾病失去存在的必要。人们可能认为这是谬论，但是我相信事情是如此运作的：症状的产生反映了人们生活中有太多的暴怒和不充分的起平衡作用的抚慰。

等同概念

肌肉紧张综合征是一组可互换的身体疾病中的一种。这些疾病都服务于相同的心身目的，因此是彼此的等同物。实际上，任何吸引人们注意力的身体疾病，比如骨折或者严重的呼吸道感染，都可以暂时替代心身过程。疼痛症状伴随着一些新情况的出现会频繁地消失，但在新情况消失后仍会复发。

1975年做的一项调查发现，88%的肌肉紧张综合征患者具有总共5种常见的心身疾病史，包括：各种胃部病症，比如胃酸过多症、胃炎和食管裂孔疝；胃肠道下部的问题，比如痉挛性结肠、肠易激综合征、慢性便秘；普通的过敏性疾病，比如花粉热和哮喘；各种皮肤病，比如湿疹、痤疮、荨麻疹和牛皮癣；紧张性头痛或者偏头痛；尿频或者呼吸道感染；头晕或者耳鸣（跟神经性或者耳疾无关）。并不是每个人都同意说这些是心身疾病，但我发现，在临床实践中是这样的。它们通常连锁发生，这意味着它们服务于同样的心理目的。它们普遍存在于肌肉紧张综合征病人身上的事实，也使我倾向于做出肌肉紧张综合征是一种心身疾病的结论。

作为等同物的焦虑和抑郁

刚才所列出来的身体疾病都是心理原因引发的观点是有争议的。更有争议的是我的结论：焦虑和抑郁都是肌肉紧张综合征的等同物，意味着它们可能同样担当着将我们的注意力从潜在的、危险的情绪上转移开来的作用。在选择分心物时，心理是折中的。

下述的案例将阐明焦虑和抑郁的等同物作用。

第一次引起我注意的是一个将近50岁的单身女性，长期的腰背部疼痛让其基本瘫痪在床了。她曾经用尽一切办法探索和治疗，但是都没有效果。她的腰背部的脊椎没有任何结构性异常，X光片显示的亦是正常的老化改变。当她的身体检查结果基本正常之后，我诊断她为肌肉紧张综合征患者。

病情的严重性使得她必须住院治疗。住院期间，她接受物理治疗以及我的教育项目和心理治疗。她的疼痛渐渐缓和。一天早晨，她来到我的办公室告诉我说疼痛消失了，但是变得异常焦虑。面对这样一种情况，她好想自己可以再次疼痛，而不要经历这种焦虑。丧失了疼痛作为分心物，大脑以一种焦虑状态替代。

我认为抑郁按照同样的方式运行。

我的一个病人，50岁，男性，通过几年时间的治疗，成功治愈了各种肌肉紧张综合征的症状。他也有一段很长时间的抑郁病史，因此接受过药物和心理治疗。1994年开春，他使用了一种非常有效的抗抑郁药物，到秋天的时候，他的精神状态变得非常好。但也就是在这个时候，突然出现了严重的肌肉紧张综合征症状。我将其解释为症状替代案例。虽然药物激活了大脑的化学反应，进而缓解了抑郁症状，但是，他并没有做任何事情去改变导致抑郁产生的心灵深处的冲突。因此，必须要有另外一种分心物——而大脑选择了一种以前使用过很多次的分心物：背部和腿部疼痛。

恐慌症（即因为情绪焦虑而晕倒，是严重焦虑的身体表征）也是对愤怒的反应，无论是被压抑还是被掩藏的愤怒。我记得一个病人说，他曾经因为某事想要狠狠地掌掴一个女人，但这样做是不够绅士的，于是他将自己的愤怒掩藏压抑起来，然后立即经历了一次恐慌症。其他的一些研究，同样支持这种替代。有人称慢性疼痛（肌肉紧张综合征会变成慢性的）为一种由疾病引起的情绪，像焦虑和抑郁，另一些人则将慢性疼痛描述为抑郁的心理性等同物。

恐惧因素

恐惧是疼痛的另一种重要的等同物，在实现“将大脑投射在被压抑的暴怒上的注意力转移开的目标”上可能比疼痛自身更有效。甚至在没有疼痛的情况下，对于疼痛、身体活动、受伤或者脊椎变形的恐惧都足以使肌肉紧张综合征永远存在。大脑的兴趣只在将注意力保持在身体上；对这些症状，任何一种恐惧都会达到这一目的，跟真实的疼痛效果相当。这就是为什么我们的治疗项目不仅要求疼痛的中止，也要求消除恐惧。

作为等同物的强迫症

我是从一个非常聪明和有洞察力的病人身上领悟到这一点的。他陈列了肌肉紧张综合征的经典病例，但是没有提及曾经患过强迫症。强迫症以反复出现仪式性行为或者强迫性地思考一些东西为特征。它既让人烦恼，也扰乱人体的正常功能。一个经典的例子就是洗手强迫，病人一天洗手几百次，仅仅是因为他们受恐惧细菌思想的强迫——做或想这些事情的驱动是无法抗拒的。

这个病人让我判定，潜藏在肌肉紧张综合征和强迫症之后的心理机制是一样的，并且转而将治疗肌肉紧张综合征的原则运用到强迫症中，效果非常好。实际上，他的强迫症在他的背部疼痛终止之前就消失了。

强迫症是焦虑的一种等同物，也是肌肉紧张综合征的等同物。因此，将强迫症归为肌肉紧张综合征的一种等同物的决定是合理的。它吸引病人注意力的能力和肌肉紧张综合征中疼痛的作用是相当的。肌肉紧张综合征患者经常陷入他们的疼痛之中，表明了无意识需求一种分心物的强烈程度。

本章中提及的很多理论是有争议的，并且会被很多的专业人士质疑。它们是我的临床经验的总结，而且，我没有受过精神分析的训练，心理或者精神病学机理可能会被这些专业人士质疑。但是，一定要记住，这个世纪后半期，心身医学领域没有任何方面的研究程度接近弗洛伊德和他的追随者们所做的研究——它几乎已经被身体医学专门医师和精神病学家完全忽视了。没有医学背景的心理学家没有接受过评估身体疾病的训练，因此也不能推动这些疾病的身体症状研究。具有医学背景的精神分析学家曾经是对此保持兴趣的仅有的一个群体，并且持续写了一些这个主题的文章，但他们的研究领域是受到限制的，因为他们只是关注心身疾病最为严重的案例，比如溃疡性结肠炎。

我的心理理论只提及情绪导致的身体症状。我不是心理治疗师，也不做心理疾病的情绪症状治疗。我是一个身体医生，致力于判定一种身体疾病的心理原因。因此，我的提议一定要在不同的学科背景中进行评估——有来自结构取向的身体治疗的医生，或者是心理学家-精神分析学家，或者是一些其他领域的专家。我们需要一个概念上的桥梁。现在，让我们一起来看看是否能够构建起这座桥梁。

第二章

情绪引发疾病的过程

大多数折磨我们的疾病实际上是心身疾病，并且几乎总是由心理性原因导致。

心身观

这部分内容将成为本书结构上和概念上的过渡章节——将头脑中的情绪活动和身体方面的症状联系起来。本书先从描述被认为是造成很多身体疾病的原因的情绪状态开始，紧随这一过渡内容，我们会描述所有与此相关的疾病本身。

最近20年，有很多心身结合方面的大众书籍。这些作家，诸如赫伯特·班森、迪帕克·乔普拉、诺曼·卡曾斯、丹尼森·贾菲、劳伦斯·雷山、史蒂芬·洛克、道格拉斯·卡勒根、乔伊斯·麦独孤、莫顿·芮瑟、欧内斯特·罗西、伯尼·西格尔、格雷姆·泰勒、安德鲁·威尔。虽然来自不同的背景和学科领域，但所有的人都分享同样的信念：大脑有能力与疾病抗争，进而提升健康。毫无疑问，这是正确的。然而，一定要做的事情是要用科学的方法证实大脑是怎样引起或者治愈身体疾病的。这本书专门呈现了这两方面的例子，描述了大脑是如何创建肌肉紧张综合征和它的等同物以及大脑又是如何缓解它们的。

心身医学的地位

通览全书，我一直在使用“心身”（mindbody）这个词汇。它是指大脑和身体的交互作用，在这种交互作用之下，心理过程要么导致病理性的身体改变，要么引发有益的身体改变。“心身”一词可能被广泛误解为用以描述精神异常的人所经历的一种虚假疾病，或者是一种结构性症状（真实存在）的夸大。为了以正视听，我要在这里说明，心身疾病是真实存在的，它们发生在正常人身上，并且普遍存在于西方社会。

关于这一主题的大多数文献都是指思想和身体（mind and body）或者思想-身体（mind-body，用连字符将思想和身体联结起来）。坎迪斯·柏特在美国健康研究所做基础研究，他的研究结果显示了大脑和身体之间广泛和密切的联结，并且首次建议将思想和身体联起来写（mindbody），称为心身。回顾我诊疗肌肉紧张综合征的经历，我采用这一用法。

在1950年出版的《心身医学》一书的前言中，弗朗茨·亚历山大写到：“病人作为充满担忧、恐惧、希望和失望的人类，作为不可分割的整体，而不仅仅是各种器官的载体，不仅仅是一个患病的人；心身观念再次成为医学感兴趣的合法主题。从业医生中逐渐增长的心理学倾向，清楚地表明这一观念的存在。”

具有讽刺意味的是，亚历山大预示的这场运动几乎让他丧命。他谈论的这一历史进程，一直被排斥在医学主流之外，以致只有非常少的人开展他开创的重要工作。传统医学界，包括精神病学领域，并不能接受前面章节中所呈现的理论，人们不认为情绪会引发身体症状。美国精神病学联合会的精神病学诊断的官方目录《心理疾病诊断和统计手册》（第四版），没有使用“心身”一词。

亚历山大认为情绪现象会引发诸如胃溃疡和肌肉紧张综合征这样的身体疾病。他也研究情绪现象对于胃肠道、呼吸道、心血管、内分泌、关节和肌肉系统的影响。他进一步认为，有特定的情绪状态为上述的每一种身体疾病负责。

相比之下，肌肉紧张综合征理论指出，我们在第一章介绍的内在心理过程为所有心因性的身体疾病负责，但在具体细节上以及身体和心理状态的严重程度上存在很大的变化。

传统医学抗拒这些观念，即使有令人信服的证据证明这些观念是有效的也不能使其屈服。这反映了一种深层次的固有的哲学偏见：一方面，坚信思想-身体的交互作用是不存在的；另一方面，就是坚信实验室科学是唯一有效的科学。我们不能在试管中或者通过使用实验室的动物来研究心身现象，无意识情绪亦不是通过实验操作或者人格剖析就能够揭示的。

这本书中描述的医学经验是另一种科学方法，这种科学方法的诊断和治疗假设是经过大量病人多年的实践检验的。很多人通过学习我的书自已治愈的事实本身就是肌肉紧张综合征诊断精确性的证据。从1973年开始，我已经诊疗了大约1万个肌肉紧张综合征病人，他们中的大多数人已经解除了疼痛，并且可以放开手脚做各种身体运动——这也是科学。

25年诊疗肌肉紧张综合征的经验，其中更多的是一致的、大量令人印象深刻的成功治疗，而不是有效性的合理测试，这也是我采用的诊疗观念、方法精准性值得信任的一个证据。

斯蒂芬·杰·古尔德在哈佛大学教授生物学、地理学和科学史，他在1986年6月的一篇题为“自然史”的论文中为“软科学”做了精彩辩护。

“多么遗憾，普遍存在的科学模式将专业划分为两个地位不同的领域。一方面，我们有‘硬’科学，或者叫做物理科学，长于用数字表示精度、预测和实验。另一方面，‘软科学’处理所有复杂的历史主题——那是一个混沌的世界，所含丰富，只能通过没有确切数字的描述来描摹其丰富性。充其量，我们期望解释我们不能预测的事物。”

人类情绪及其后果的研究也归入这一类。古尔德论述了这一点，因为并没有拥有理解情绪基础的必要工具。

现代精神病学研究确定了伴随特定疾病状态的头脑中发生的化学事件，比如抑郁。然后，假定如果能用药物改变症状，那么这一疾病就能被治愈。肌肉紧张综合征理论认为，抑郁以及头脑中与抑郁有关的化学改变相对于无意识思想中的恐惧情绪而言是次要的。

研究情绪和心身医学的人们必定要面对由于无法使用“硬科学”的工具衍生出来的复杂性。在此，我引用古尔德的另一篇文章。

“在研究复杂、不可重复和无法预测的生活事件（这里是指复杂的、理解很少的人类情绪领域）的科学家中，这种不必要的谦逊跟随着一种自我憎恨的不幸传统。我们接受的教育灌输给我们的思想是：‘硬科学’的数量、实验和反应的模式是先天优秀的，具有独占的权威，其他任何科技与之比较都显得苍白。但是，历史科学能通过重组一系列偶然发生的事件，解释（回顾）事先不能被预测的事物。如果证据充足，那么解释就会如实验科学领域所作的任何解释一样严密和确定。无论如何，这是世界运转的一种方式，不需要辩护。”

心身疾病科学与古尔德的历史科学类似。既不能使用实验室，也不能进行严密的研究。对肌肉紧张综合征及其等同物的仔细观察和可重复的治疗经验与量化的确定方法一样科学。

如果一个人可以通过学习消除疾病症状，那么这种症状一定是起源于大脑。因为现代研究发现，所有大脑反应，包括牵涉情绪的那些反应，都能够通过化学反应来确认，也许，我们通过学习就可以成功地改变大脑的化学反应。

医学文献仅仅记载了被“硬科学”方法证实了的观察资料。杰弗里·施瓦兹和他在加利福尼亚大学洛杉矶分校医学院的同事们的一项研究表明，强迫症病人在接受认知-行为疗法之后，病情有了显著改善。PET（正电子发射断层）扫描结果显示，病人的大脑新陈代谢活动已经改变得接近正常人群。

精神药理学是医学的一个分支，主张使用药物治疗心理疾病。其宣称可以通过改变与疾病相关的大脑化学反应治愈情绪疾病，这是非常不科学的想法，是一种罪过。这并不比说肺炎的原因是发烧正确到哪里去。确定临床症状的化学反应并不是证实其原因。相对于原因而言，我们更可能是在寻找结果。遵循这种思路的话，对于一些病人来说，用抗抑郁的药物来治疗抑郁可能是糟糕的方法，因为还没有明确抑郁的原因，症状就被消除了。

肌肉紧张综合征的经验表明，如果一种情绪性因素引发的症状被人为的用药物或者一种安慰剂移除的话，两种事情就会发生：一种是当药物停止之后症状就会回来，并且更严重；另一种则是会出现新的症状代替原来的症状——情绪的或者是身体的。第一章中讨论的病人，用药物控制住了他的抑郁症状，不料竟会遭受严重的背部疼痛复发，在这之前，他的背部很久都没有疼过了。

心身疾病存在，是为了服务于一个目的。如果你在没有弄清楚身体疾病原因的情况下就消除症状的话，你就阻断了这一目的的达成，那么，大脑会简单地寻找一个替代症状或者疾病。

情绪性因素导致的身体疾病的分类

在我之前的书中没有使用“心身”一词是因为人们认为它是“想象出来的”，任何患有心身疾病的人都是软弱或不善于照顾自己的人。我发现这很具讽刺意味，因为心身疾病在西方社会似乎很普遍。我们都有这些疾病，因此，患上这些疾病也很正常。记住：

1. 心身症状包括大量常见的、无害的身体疾病，诸如头痛、胃痛、过敏症和皮肤病。

2. 我们一生中都会经历一种或更多的此类疾病。

3. 它们并不是想象出来的，而是愚蠢地或者过分担心自己的健康导致的。

4. 它们是现今折磨西方世界人们的各种流行性疼痛症状的原因，这些疼痛症状包括大部分的背部、颈部、肩部和臀部疼痛，以及书中第二部分提及的其他疼痛。

5. 这些疾病已经成为公共健康问题，因为医学界没有认识到它们的情绪性原因，因此也没有能力彻底地解决它们。

包含所有情绪性因素导致的身体疾病的词语就是心因性（psychogenic）的疾病。心身疾病是心理表现的一种类型。下面是对心理过程的一种分类，我将逐一进行解释：

1. 癔（转化，歇斯底里）症
2. 症状的心理激烈程度
3. 症状的心理减轻或停止
4. 精神病症状（妄想）
5. 心身疾病

癔（转化，歇斯底里）症

加拿大的一位神经学者埃兰·沃尔特建议使用臆想疼痛一词代替歇斯底里疼痛——歇斯底里疼痛最初由弗洛伊德及其同事采用——因为尽管疼痛的原因是情绪性的，但很多病人确实不是歇斯底里症。“转化”一词也是弗洛伊德时代使用的词汇，意思是指一种情绪状态已经转化为一种身体症状。在这一类型中，情绪状态带来运动和感觉系统以及特定感觉器官的症状，但并没有引发身体上物理性质的改变。请看图1。

图1：癔（转化，歇斯底里）症模型

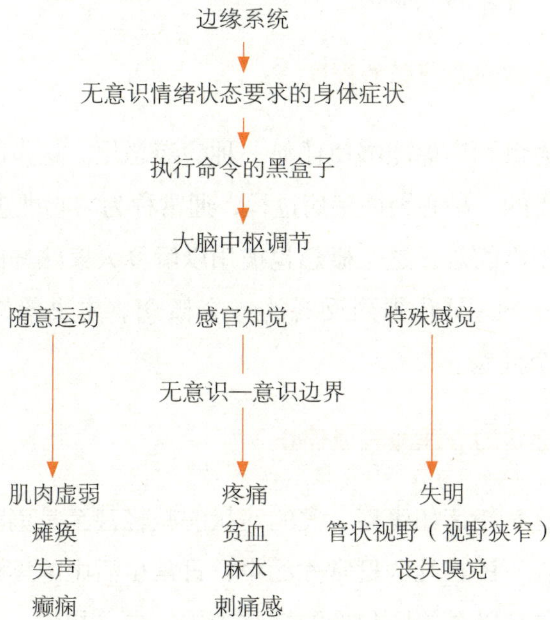

上图中的边缘系统包括所有的产生情绪的大脑物质，组成边缘系统的脑细胞在这一类别中至关重要。由这些脑结构产生的无意识情绪状态（这在第一章中介绍过）使得身体症状成为必须。“黑盒子”是指大脑中尚未确定的部分，在那里发生的心理过程激活大脑中枢的活动，然后引发运动系统、感觉系统或者视觉及听觉的各种异常反应。这些症状作为大脑活动的一种结果被感知，没有确定的身体反应用以说明它们——在弗洛伊德时代它们很常见，现今较少见到，可能是因为它们的形式发生了变化。

爱德华·肖特是加拿大多伦多大学的医学史专家，他在《从瘫痪到疲乏》一书中清晰地阐明了这一点，心身症状的选择是基于那个时代流行什么，以及什么已经被医生们合理化为“身体的”症状。

症状的心理激烈程度

恐惧和焦虑能够使任何一种病症恶化。这是医学界普遍能接受的一种心因性疾病过程，通常称为“心理遮盖”。

不幸的是，这一概念也被用以解释大家熟知的慢性疼痛疾病——这是我强烈反对的一个概念。本书第二部分会讨论这个问题。

症状的心理减轻或停止

这是指诸如疼痛之类的症状的减轻甚至是消除。它很少发生在平民百姓的日常生活中，日常生活中的疼痛和其他症状经常伴随着不同程度的情绪苦恼。与之相反，“疼痛”的最早研究者之一亨利·比彻发现，二战期间严重受伤的战士经常只需要很少或者根本不需要吗啡来控制疼痛。无论受伤状况多么糟糕，战士都高兴自己还活着，至少，他们从战场上下来了，不用再去面对战场的恐惧，并且能够受到照顾。因此，他们只感到一点疼痛，甚至感觉不到疼痛。值得注意的是，这再次证实了思想的力量。而日常生活中同样程度的受伤会伴随着巨大的焦虑，并且需要大量的吗啡来控制疼痛。

精神病症状（妄想）

跟癔症一样，这些症状完全是作为严重心理疾病的后果在头脑中精心制定的。我没有诊疗它们的经验，将它们罗列在这里是因为它们是心因性的疾病。

心身疾病

这类疾病将在第二部分详细介绍，包括：

肌肉紧张综合征

大多数的腰背部和腿部疼痛

大多数肩部、颈部和手臂疼痛

潜在的颅神经疼痛或者虚弱（第五和第七颅神经）

纤维肌痛

紧张性肌痛

筋膜综合征

柯斯顿氏综合征

大多数肌腱综合征

腕管综合征

重复性压力损伤

反射交感性营养不良

小儿麻痹症后期综合征

大多数慢性疼痛

大多数慢性疲劳综合征

大多数病毒相关性噬血细胞综合征

肌肉紧张综合征的等同物

胃肠疾病

循环系统疾病

皮肤病

免疫系统疾病

泌尿生殖器疾病

心脏原发良性疾病

混杂疾病

情绪在其中起一定作用的疾病

自身免疫疾病

癌症

心血管疾病

心因性疾病的神经生理学机制

基本前提是：情绪状态能够引发身体症状，或者会伴随着身体上特定组织的生理改变。

现代大多数医学从业者，包括精神病学专家，不相信这会发生。事实上，医学研究经常痛苦地证实心因性原因。一个很好的例子就是最近的一项发现：一些胃溃疡患者的胃部滋生了一种叫做“幽门螺杆菌”的细菌。医生们曾经下结论，相对于压力来说，这种细菌才是溃疡的真正原因。

真相是，细菌的存在不能改变情绪因素为溃疡创造了条件的事实。我有许多病人从肌肉、骨骼疼痛转为部分溃疡和溃疡症状，反过来也一样，从中都可以经常清楚地鉴别出伴随着情绪性的诱因。

情绪如何导致身体症状

因为医药科学还没有揭示大脑如何运转的秘密，所以我们也不知道这个问题的答案。人们可能会询问同样无解的类似问题，比如，大脑是如何思考的？它是如何产生和理解语言的？它是如何创造的？换句话说，我们并不理解大脑最基本的功能。因此，医药科学应该考虑到除了语言、认知和创造性之外，大脑也能够产生身体症状。

癔（转化，歇斯底里）症的神经生理学机制

在研究心因性身体疾病中，病人是实验对象。图1表明这一过程是由无意识情绪状态所激发的。然后，“黑盒子”刺激大脑中控制有意识运动的区域、对来自身体内部的感觉进行感知的区域，或者诸如视觉、听觉、味觉和嗅觉这样专门跟感知有关的区域。关键点是，这些症状不是损坏的结果，也不是特定身体部分的疾病。它们被感知为虚弱、疼痛、麻木或者失明，仅仅是因为相应的大脑细胞被“点燃了”。这就是大家知道的转化反应——一系列脑细胞被其他的脑细胞激活。在本病例中，施加刺激的细胞是那些与强大的无意识情绪有关的脑细胞。

弗洛伊德是描述转化症状的第一人，虽然他没有推测可能导致转化症状的大脑活动过程。他对“情绪现象产生身

体症状的能力”的认识可说是现今时代最重要的科学发现之一。

癔症不在身体上产生任何生理性改变。所有的过程，都发生在大脑之中。

心身疾病的神经生理学机制

下面的图2表明，心身疾病演化中的初始过程与癔症是一样的。一些研究者推论特定的心理状态会引发特定的身体表征，但我在从医过程中并没有发现这一点。我的病人的情况显示出“转化”和“心身疾病”具有同样的潜在心理机制。仿佛转化症状已经不再被人们当作是疾病，因此大脑开始引发活动过程，并在这一过程之中有明显的身体改变。自主系统和免疫系统则卷入这一身体改变的引发过程，大脑中的下丘脑（有调节体温、摄食、内分泌等的功能）也是这一过程必不可少的一部分。结果就是肌肉紧张综合征及其上述列出的所有等同物。所有症状都是免疫系统功能降低的结果，表现为对诸如花粉和细菌这样的外来入侵者过多或过少的反应。更多的结果是过敏反应，而不是出现诸如感冒、尿道或酵母菌感染这样的疾病。

图2：心身疾病的模型

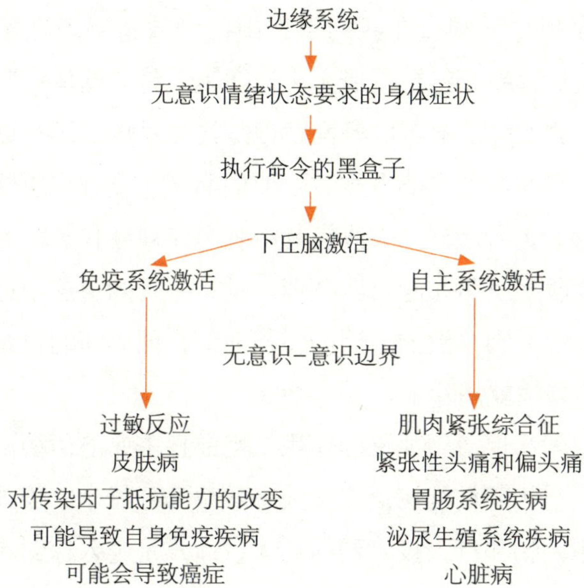

“躯体化”神话

躯体化是指心理经验及精神状态转化为躯体症状。在《心理疾病诊断和统计手册》（第四版）中，“心身”一词没有出现在由心理因素引起的身体症状部分，这是因为大多数精神病学家不认为情绪会刺激生理过程。他们更喜欢用“躯体化疾病”和“躯体型疾病”这样的词语。

医学原则是经由大多数人的许可建立的，而不是根据科学证据。大多数精神病学家拒绝“无意识现象导致身体症状”的观点，因此在《心理疾病诊断和统计手册》（第四版）中使用的概念是“躯体化疾病”，但是这一被大多数精神病学家拒绝的观点在我的工作中已经被精确地证实了。《心理疾病诊断和统计手册》（第四版）将“躯体化”界定为“体验到躯体的痛苦的倾向，但是检查身体上没有器质性病变”。我的病人可能会被关于他们的疼痛没有实质性的身体基础的言论所激怒——他们有由肌肉、神经和肌腱的真实的病理性改变所引起的真实生理症状，并且知道这个过程是由心理上的原因导致的。因为，当他们直面疼痛的情绪原因的时候，疼痛就消除了。

否定无意识情绪现象的作用是当前抨击弗洛伊德潮流的一部分。当代的精神病治疗（大多数精神分析学家除外）更喜欢使用药物和行为技术治疗病人，而不是卷入探索人们无意识的泥沼中。这是非常不幸的，因为无意识确实是这些身体疾病的发源地。药物和行为主义心理学的使用只不过仅仅给散发难闻气味的锅盖上盖子而已，对问题本身毫无意义。

肌肉紧张综合征的病理生理学机制

图3：肌肉紧张综合征的病理生理学机制

被压抑的无意识情绪（暴怒）

↓

异常的自主神经活动

↓

局部血液循环的减少（缺血）

↓

轻微缺氧

↓

肌肉疼痛
神经痛或麻木，刺痛，虚弱
肌腱疼痛

在第一章中，我们已经解释过了，心因性症状的目的是为了将投注在情绪现象上的注意力转移到身体上。所有在本书中讨论的心身疾病都服务于这一目的，但各种肌肉紧张综合征症状是最为常见的。

大脑是如何引发肌肉紧张综合征的呢？

实验和临床证据表明：大脑通过自主神经系统选择工作。自主神经系统是中枢神经系统的子系统，控制人体的无意识功能，包括血液循环——通过适度限制目标组织的血液流量以减少有效氧。如果目标组织是肌肉或者肌腱的话，结果就是疼痛；如果目标组织包括神经在内的话，结果就是疼痛、麻木、刺痛，也许还有虚弱感。

轻微缺氧的理论作为这些症状的解释基于早期的观察。研究者发现，病人在接受由高频声波、推拿和激烈运动所

组成的物理治疗之后，经常经历暂时的疼痛缓解。因为所有这些治疗都倾向于提升局部血液供给量，而氧含量的减少似乎是罪魁祸首。

还有一些实验加强了这一假设。二十多年前，研究者通过显微镜观察，结果发现了背部疼痛者肌肉细胞中的轻微缺氧。大约十年之前，一群瑞典研究者提供了纤维肌痛（肌肉紧张综合征的一种）患者肌肉中氧含量减少的证据。在另一篇文献中，他们称阻塞纤维肌痛患者疼痛肌肉中的交感神经（自主神经系统的一部分）会使疼痛消失——神经阻塞使得这些肌肉的血液供给恢复到正常水平。

这一研究团队最近的研究成果称，在做练习时，斜方肌中疼痛的肌肉的氧含量低于正常水平。病人临床状态的描述表明他们患有肌肉紧张综合征。

有如此多的肌肉紧张综合征等同物是通过自主神经系统调节的，因此，我们有理由相信肌肉紧张综合征也是受其调节的。另外，高血压也是通过自主神经活动发生的，并且，在很多病例中，高血压是压抑情绪的结果。这些事实进一步加强了上述结论。

如果研究打算证实其他一些受自主神经系统引发的疼痛病理，我不会感到困惑和烦恼。重要的不是大脑用以产生症状的方法，重要的是大脑引发症状的事实。我曾经聚焦在氧缺乏的概念上，因为这一概念是我可以获得的最为合理的，并且有实验室证据的支持。

既然氧气供给上的轻微改变可以影响到肌肉、神经或者肌腱，那么，大量的症状都可以归结于此。

心身疾病的普遍性

令人痛苦的嘲讽是，最常见的疾病的原因要么没有被辨识，要么被医疗保健工作者所拒绝。大多数折磨我们的疾病实际上是心身疾病。我们看一下1992年由国家健康统计中心编辑的医生诊疗的统计数据：

喉咙痛	1,700万
背痛	1,400万
胃痛	1,200万
头痛	1,000万

在我的从医经验中，背痛、胃痛和头痛几乎总是由心理性原因导致的。上呼吸道感染严重受情绪因素的影响——情绪因素能降低或者提高免疫系统的效能，进而抵抗或者战胜感染。

重要的是让人们知道情绪性因素引发身体变化的过程是正常的，理由也是清晰的。我们所有人都会遭受日常生活的压力和束缚，特别是当我们努力成为勤奋和优秀的人时。“正常的”人一直处在压力之下，而且经常产生无意识的生气和暴怒。

如果你发现某个人从未经历过这些常见疾病中的任何一种，那么，你将会发现少数的这些人从未出现过心身症状。

坎迪斯·柏特和她的同事们的工作

心身现象的理论和临床实践表征的讨论如果不提及坎迪

斯·柏特的贡献将是不完整的。是她建议将思想（心理）和身体两个单词合起来用。在我看来，她和她的同事做了这一领域最激动人心的工作。尤为重要的是，她是一个实验科学家，是“硬科学”的践行者。

据我所知，是她的研究团队首次提及情绪的生物化学机制的。

被称为神经肽的化学物质与特定的受体有一种联结，就像一把钥匙配一把锁。比如，吗啡能降低疼痛是因为它与身体里能够降低疼痛的受体联结，并且激活了这一受体。受体为愤怒、愉悦、饥饿、疼痛、高兴、悲伤等所有的情绪而存在，也同样为诸如食欲、性行为和水平衡等身体反应而存在。

大脑中的边缘系统（见图1和图2）在情绪中起非常重要的作用。边缘系统中的两个结构，扁桃核和丘脑下部，是有非常丰富的神经肽的受体。

据柏特博士说：“和神经肽调节贯穿整个有机体的交流作用一样，散布在大脑的情绪调节区域的神经肽的突出模式，使得神经肽成为情绪生物化学调节的显而易见的候选者。”

已经在很多区域发现神经肽，比如脾和脊髓。单核细胞，人体免疫系统的细胞，运载神经肽受体通过整个人体。

神经肽及其受体的研究表明人体中存在一个网络，在其中的各种各样的信息，包括情绪信息，在整个身体流通，从而使得器官和系统可以相互影响。大脑和身体的分界消失了，因为曾经以为起源于大脑的功能现在在其他地方也发现了，反之亦然。胰岛素曾经被认为仅仅产生于胰腺，现在知道的是在大脑中也可以合成和储藏。在边缘系统中，有众多的胰岛素受体集结。

这是伟大的研究，并且肯定也只是冰山一角。然而，我们依然有“黑盒子”，那是一个引发如此多问题的神秘领域——大脑是如何成为大脑的？允许我们彼此交流的过程是什么？我们是如何思考的？情绪是如何引发的？大脑是如何决定产生一个心身反应并且选择它的位置的？

这些问题也许不能通过实验科学来解答。它们可能需要一种新的认识论，那就是思考和研究这些问题的全新的方法。与此同时，我们一定要尽我们最大的努力继续下去，开展我们的观察，测试它们并且使用它们，即使我们不能恰当解释它们是如何工作的。本杰明·富兰克林曾经说过：“知道自然运行它的法则的方式对我们来说并不重要，知道法则本身就足够了。”

记住柏特博士的工作，如果浏览图1和图2，我们能够很容易理解通过自主神经系统或者改变免疫功能，一种情绪是如何激发一种身体疾病的。这不是假设，这是真实发生的事情。

接下来，让我们继续看一看这些常见的心身疾病。

第二部分

心身疾病的身体表现

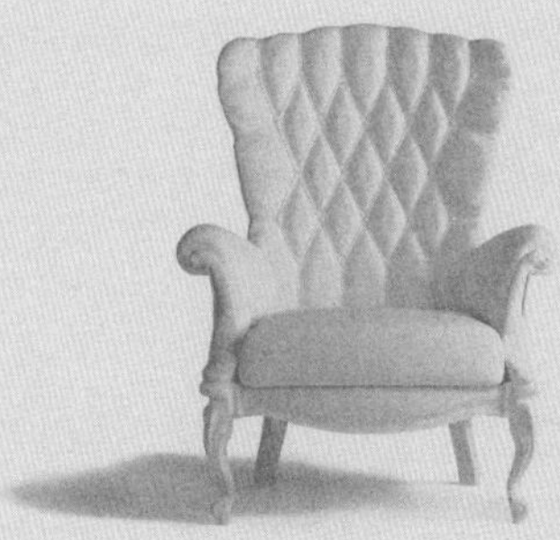

第三章

腰背部和腿部的症状

我们对内在的紧张都有身体上的程序化反应，认识不到这一事实会滋生流行病。

肌肉紧张综合征的疼痛产生过程可能包括三种类型的组织：肌肉、神经和肌腱。关于肌肉，大脑只选择姿势肌肉作为目标，也就是颈部、肩部和整个背部肌肉。

合乎逻辑的是，某一块肌肉被选为目标时，其内或周围的神经也会卷入其中。比如，当腰部或者臀部肌肉是目标组织时，腰脊神经和坐骨神经可能也被同时卷入。肌肉紧张综合征是不可预测的：有时候只有肌肉组织，有时候又只有神经组织。

身体中的任何肌腱都可能成为目标。一些比另一些更常卷入其中。伴随着重复性压力损伤的出现，我们会接触到更多的肌腱问题。

腰背部和腿部疼痛

据统计，肌肉紧张综合征最常发生在腰背（下背）部，与此同时，可能包括一条或两条腿。疼痛可能会在你从事某种身体运动时突然来到，或者慢慢发生，没有任何明显的理由。经常有病人说，在疼痛发生的一瞬间听到“啪”的一下，就像有东西突然断裂或破裂的声音。当腰背部肌肉是主要卷入组织时，通常都会发生这一现象，但是我们从未发现任何结构损伤能够说明。虽然以前做过很多次这种身体运动，但是这突然的刺痛会使你相信这个运动就是疼痛的原因，并且，你已经受伤了。疼痛可能发生在一侧腰部和两侧腰部，或者是腰部下面一点，包括臀部上端。腰部肌肉疼痛可能会让身体（躯干）向一侧倾斜。腰部也有可能出现极为疼痛的痉挛，也就是肌肉紧紧地收缩不放松。大多数人经历过腿部抽筋——通常是腿肚子肌肉，腿抽筋可以通过拉直卷入的肌肉来终止。不幸的是，肌肉紧张综合征不能通过拉伸来停止痉挛，这就是为什么经历过痉挛的病人害怕再次发作。痉挛可能会持续数小时，或者在几天内反复出现，并且只能用强力的镇定剂来平复。当痉挛发作时，你会持续疼痛，这种疼痛可能是不明显的，也可能是强烈的，或者只是在你按压的时候会疼痛。持续的僵硬也是痉挛症状之一，并且会持续数周或数月。

腰脊椎旁的肌肉和臀部肌肉通常都会卷入腰背部和臀部肌肉疼痛。罕见的是，骨盆底部肌肉，也就是大家知道的会阴区域，也是肌肉紧张综合征的场所。这经常令病人震惊，也让医生迷惑，但是没必要担心，因为这是典型的肌肉紧张综合征症状。

腿部疼痛——通常是单侧但偶尔会发生在双侧，可能从臀部开始，向下扩散到大腿和整条腿的外侧，直到脚上；也有可能扩散到大腿的后面，再扩展至整条腿的前面，然后是脚面。在一些案例中，疼痛扩散到腹股沟和股前区上部，并且极少时候会扩散到阴囊或者阴户。有很多不同的疼痛卷入模式：大腿或者整条腿都没事，只是足底或足面疼痛。

疼痛区域的巨大变化是肌肉紧张综合征的特点，用肌肉紧张综合征来解释疼痛状况远好于结构性的诊断。

除了腿部疼痛之外，麻木或者刺痛感也是非常常见的，而且令人恐惧。甚至，更让人苦恼的是腿部不同部位的虚弱无力感。有时候，我们看到肌肉力量减少的确切证据——膝盖弯曲，难以抬起脚尖（足下垂），或者脚趾无法承重。这些发现在肌肉紧张综合征中很常见，没什么好担心的。

腿部疼痛可能是尖锐的，也可能是迟钝的、钻心的疼或者灼痛，并且通常都是严重的；还有一些病人则描述有压力感或者僵硬感。

从病理过程看，腰背部和臀部疼痛应归于肌肉卷入，而腿部症状则是卷入了一条或多条神经的结果。在人体组织中，任何异于正常的偏离都被称为病理性的，无论其是轻度的还是严重的，良性的还是恶性的。在肌肉紧张综合征案例中，这一过程无疑是良性的，即使症状极其严重。在一些病例中，肌肉紧张综合征的疼痛是如此分布广泛、变化多端和剧烈，以致似乎不可能将其归因为一种结构性异常，比如腰椎间盘突出。但是，实际医疗中经常做出这种不可能的诊断。

卷入腰背部和腿部疼痛的神经

如果将神经系统看作一种特殊的电网络：从大脑迁出的

电线（神经光纤），向下通行过脊髓，并且与通往肌肉的其他电线相连接，带来运动的信息。这些电线就是我们熟知的运动神经光纤。然而，神经系统特殊的地方是其他反方向运行的神经光纤。来自皮肤、肌肉、关节、肌腱的神经光纤，都能将感觉器官的疼痛、温度、本体感觉（身体各个部分在什么位置的感觉）和很多其他的感觉反馈给大脑，以至于大脑能够知道什么正在发生以及一定要做些什么——这些称为感觉神经光纤。至于脊神经，则是从脊髓中脱离，从颈椎一直到骶骨（位于尾骨的末端），由运动神经光纤和感觉神经光纤组成，既将来自大脑的信息传递给运动器官，也将来自感觉器官的信息传递给大脑。

重要的是要知道脊柱的椎间盘及其周围脊神经之间结构上的关系。间盘插在脊椎骨之间，也就是两节脊椎骨之间就有一个间盘，其能起到减震器和缓解扭曲的作用。因此，医生通过间盘所在的两个椎骨体来命名其所在的位置，比如第四腰椎骨–第五腰椎骨（L4–L5）间盘。一个人一共有7节颈椎骨、12节胸椎骨和5节腰椎骨。

在脊椎任何一个特定位置，神经从脊髓中脱出，一边一条，穿过一个椎间盘。第五腰椎神经就是穿过第四腰椎骨–第五腰椎骨（L4–L5）间盘的。第一条骶骨神经穿过位于第五个和最后一个椎体和骶骨的间盘，成为第五腰椎–第一骶骨（L5–S1）间盘。

这种结构上的相邻是很多麻烦的源头。如果病人患有第四腰椎–第五腰椎间盘突出和明显的腿部疼痛的话，那么，这疼痛就不可避免地被归罪于间盘突出，但是以我的从医经验来看，椎间盘突出很少是疼痛的原因。但现实中，间盘突出是大量的背部手术的依据。

如果腰部肌肉是肌肉紧张综合征发生的地点，卷入的神经可能就是腰脊神经。举个例子，比如说，腰脊神经服务于腹股沟，第一腰椎被卷入肌肉紧张综合征之中，轻度缺氧。卷入肌肉紧张综合征的不包括运动光纤，但是感觉光纤会告诉大脑腹股沟区域发生了什么。当大脑感到相应区域缺氧时，各种症状就会因而产生，包括各种疼痛、灼烧感、压力感、麻木或者刺痛。发生在腹股沟（偶尔是在阴囊或阴户）的这些症状中的任何一种，都在告诉你那一边的第一腰椎神经已经卷入肌肉紧张综合征了。

第二、第三和第四腰椎神经运载重要的运动神经光纤到达股前区肌肉（四头肌）。如果一条或者更多的这些脊神经被卷入的话，放松膝盖的肌腱（膝腱）就会虚弱或者失去作用——四头肌也会虚弱无力。第四腰椎和第五腰椎的作用是帮助抬高脚和脚趾的肌肉，避免走路时绊倒。这些肌肉的虚弱无力就会导致足下垂；在肌肉紧张综合征中，部分或完全的足下垂是很常见的症状。

第二到第五腰脊神经为腿的前面和两侧提供感觉功能。股前区和股外侧疼痛经常被称为感觉异常性股痛（伯恩哈特氏病）。这个疼痛很显然是肌肉紧张综合征的一种表现。

如果一个人患有最下端的椎间盘突出，即第五腰椎-第一骶骨间盘突出，会影响第一骶骨脊神经，并会有包括腿的前面区域的疼痛或其他感觉异常。医生一定推测间盘突出不是疼痛的原因，因为第一骶骨脊神经服务于腿的背部。相反，患有第四腰椎-第五腰椎间盘突出的人，第五腰脊神经会受影响，经常出现腿部背面的疼痛。这再次证明了间盘病变不是疼痛的原因，因为腿部的背面是由第一骶骨脊神经和第二骶骨脊神经控制的，而不是第五腰脊神经。肌肉紧张综合征包括脊神经的变化，这也经常是这些病例中疼痛的真正原因。

这些诊断上的差距第一次启发我：椎间盘突出可能并不是疼痛的真正原因。有时，椎间盘突出的位置和症状也能匹配。这可能并不仅仅是巧合，因为我开始相信智慧的大脑意识到椎间盘突出的存在，并且有目的地选择将症状放置在恰当的区域。

坐骨神经痛

另外一条经常卷入肌肉紧张综合征腿部疼痛的外周神经是坐骨神经。大家对“坐骨神经痛”一词都不陌生，虽然医生和病人将其作为一种诊断结论，但是它仅仅指发生在腿部的疼痛。医生经常常规性地告诉病人：疼痛是因为椎间盘突出压迫了坐骨神经。这在结构上是不可能的事。医疗顾问的意思是，椎间盘突出的物质压迫在其中一条脊神经上，这条脊神经发送了一个分支与坐骨神经相连。第五脊神经发送到坐骨神经的分支神经是第三、第四、第五腰脊神经以及第一骶骨脊神经和第二骶骨脊神经。神经生理学原理告诉我们，虽然持续压迫神经可能会有短时的疼痛，但是很快就会导致感觉的完全丧失，因为这条神经在面临持续的压力情况下不能保持工作。在从医实践中，我发现腰背部的腰脊神经和坐骨神经本身被频繁地卷入肌肉紧张综合征发病过程当中，并且，是缺氧而不是神经压迫导致症状的发生。这也就是为什么患有坐骨神经痛的病人会在腿部如此多不同的区域按照不同的模式发生疼痛的原因。有时，病痛还会从一侧转移到另外一侧。一种结构异常——像椎间盘突出，不可能导致这样的一种临床图景。很多患有坐骨神经痛的病人的X光片或者成像研究并没有可证实的结构异常。

怎样才能确定是肌肉紧张综合征而不是间盘或者某个其他的结构异常引发了疼痛呢？这么多年来，我已经诊疗过数千名患有间盘突出和其他结构性异常的病人，他们都告诉我这些结构上的改变是导致疼痛的原因。病史和身体检查结果表明他们患上了肌肉紧张综合征，据此对他们进行针对肌肉紧张综合征的相应治疗，症状逐步得到缓解。通常，在数周或者数月之后，疼痛就会消失。

巴甫洛夫条件反射作用——程序化

肌肉紧张综合征的一个最重要的临床特征是，患者有生出一种特定的疼痛模式的趋向，这种特定模式包括白天或晚上什么时间会疼痛，什么活动或者姿势会带来疼痛，以及哪些事情他们能做，哪些事情不能做。

这些都是程序化反应。他们自动并且无意识地建立了联结，就像巴甫洛夫的狗学习将食物出现与响铃联系起来一样。一旦狗被程序化了，只需要摇铃，狗就会分泌唾液。人类也同动物一样可被程序化。这些模式中有一些是很常见的，另外一些则比较奇怪。比如，令人惊奇的是，很高比例的腰背部疼痛病人在只坐几分钟后就感受到很大的痛苦。一些人只能坐特定类型的椅子，还不能坐汽车，特别是驾驶汽车。另一个同样部位疼痛的病人说坐着没有问题，但是起来走动几分钟就开始疼痛。这些问题都会扰乱一个人的日常生活。一个肩背部疼痛的人，虽然疼痛的部位远离用于坐着的身体部位的任何部分，也可能抱怨同样的事情。

经过这么多年的观察和探索，我发现普遍存在于肌肉紧张综合征病人身上的模式形成是巴甫洛夫条件反射的结果，用更时尚的词语就是——“程序化”。我们非常迅速并且无意识地将这些活动、姿势、白天或晚上的时间与疼痛的发作联结起来。就像巴甫洛夫的狗，它将响铃和食物呈现联结起来，我们则将各种现象与疼痛发作联结起来。

一些常见的模式：

1. 你早晨醒来的时候感觉非常好，但是随着一天内时间的前行，疼痛变得厉害，到傍晚的时候，你几乎不能随意走动了。

2. 早晨是最糟糕的，你挣扎着起床。一个热水澡让你感觉好一点，到步出家门去上班的时候，已经能随意走动了。随着一天的时间的前移，你感觉越来越好。

3. 白天的时候，你感觉很好。但是夜晚很可怕，你一整夜都在床上翻腾，找不到一个舒服的姿势，整夜吃药是平常事。

4. 你晚上睡得很香，但是白天一整天都疼得厉害。

5. 每天晚上3点，你准时因严重的疼痛醒来，你不用设置闹钟，从来没错过。

6. 你有自己的卡车，白天一整天都在上货或者卸货，没有一点疼痛；但是，当你趴在水池上刮脸时，却遭遇严重的疼痛。

7. 站在某一地点肯定会引发疼痛，比如在超市排队等待付款。

8. 你一走进网球场，还没来得及打一记球，疼痛就开始了。

9. 你可以坐风帆冲浪，但不能坐在沙发上。

10. 你走路超过一个街区，疼痛就会发作，但你却可以打18洞高尔夫球，一点问题都没有。

11. 骑马没问题，但是不能爬楼梯。

12. 你可以连续徒步登山2小时，但是你发现走在水泥路上疼痛得厉害。

下面的文字摘选自一封信，完美地描述了程序化的形成过程。

“在参加完你的课程之后的两个月内，我的症状几乎完全消失了。但更为重要的是，我持续存在的对于伤害自己的恐惧也随之消失了。也许，我真正知道自己被治愈的时刻是当我发现我有勇气骑上健身脚踏车——它已经在我卧室一角落灰好几年了。过去，每次我尝试去使用它，哪怕是一分钟，随后我的背部就会烦扰我好几天或者好几周。对于这一情况，脊椎推拿治疗者或者骨科医生没有给我任何解释。当我的背部不再烦扰我的时候，我能骑十段速的脚踏车，即使用他们警告我避免使用的弯腰驼背的姿势也一点问题都没有。你教导我说，对健身脚踏车的反感是一种条件反射反应。我认为，从前在脚踏车上伤害过自己，如果再次骑车就会害怕再次受到伤害。”

“经过数周的日常提醒练习和多次观看角落里的肇事者（脚踏车）之后，我准备好了。我第一次尝试骑它，虽然只骑了5分钟，但我知道噩梦已经过去了。就在那一刻，我很确定自己不会发生任何问题了，我需要做的就是去尝试。当然，结果证明完全如此。很快，我有了新的使用健身脚踏车的时间和骑车的速度。我承认被新获得的自由深深吸引，以至于一段时间里我对骑健身脚踏车变得有点狂热起来。”

恐惧、错误信息和无能为力主导了我们对背部疼痛的认识，无怪乎我们形成了程序化的疼痛模式，将疼痛与广泛类型的现象联系在一起。程序化何时、怎样发生并不清楚，我们只是知道它在疼痛开始之后很快就会发生。程序化是临床现象非常真实也非常重要的部分，也应该是背痛患者得以康复的原因所在，因为疼痛的模式是条件反射的产物，并不是一种病理状态。换句话说，“坐”这个动作本身并不会促使疼痛发作，因为“坐”对背部是无害的。坐的时候疼痛就开始了是因为疼痛的发作被程序化了。幸运的是，这个程序化是可逆的，我的病人在开始治疗项目之后几周内就能解除条件反应。通过自学我的关于肌肉紧张综合征的书籍而好转的人，是通过从书中获取知识然后解除条件反应的。

腰背部和腿部疼痛病人的身体检查

检查从观察病人如何走路和站立开始。一条腿的虚弱无力是常见的，所以病人会偏向某条腿。用以抬脚的肌肉偶尔会虚弱得非常厉害以致在步态周期内可以被检查出来。当腰椎旁侧肌肉成为肌肉紧张综合征主要活动点时，躯干向某侧倾斜也是常见的。要求病人弯腰就能显露出来：有些病人做得很勉强，因为他们害怕引发疼痛，或者因为他们已经被告知过弯腰对背部是有害的。那些打算弯腰的人中，大部分会说他们不再如往常一样灵活。虽然一些人正常地弯腰，没有恐惧或者疼痛，但是大部分人在弯腰时会抱怨背部或腿部疼痛。

在病人直立的情况下，进行脚踝和膝盖肌肉力量的功能测试。在坐着的状态下，测查膝盖和脚踝肌腱反射，这样会给出腿部运动虚弱的信息。

在检查表上，通过获得足部和脚踝中的脉搏来测查腿部的血液循环状况。医生通过触诊膝盖周围的肌腱和沿着髂胫束的长头腱（这块肌腱横贯整个股外侧，并且从我们熟知的股骨的转子后穿过）发现疼痛。80%的肌肉紧张综合征患者都会发现这条肌腱上的疼痛，不管他们的疼痛在颈部、肩部、肩背部、胸背部或腰背部哪一个位置。对病人做直腿抬高试验仅仅是为了检查病人能做什么，以及是否会引发疼痛，我发现其本身没有诊断价值。

让病人俯卧，触诊整个背部寻找压痛点。结果发现，99%的肌肉紧张综合征病人在触诊中臀部上端两侧有不同程度的疼痛，腰脊椎旁肌肉和上斜方肌（肩膀上端肌肉）的疼痛则较深。这再次说明这种情况与主要疼痛位置无关，并强烈地说明为疼痛发作负责的过程处在中枢神经系统中，处在大脑之中。

最后，做额外的神经学检查是为了判定是否有什么神经结构卷入其中。通过检查发现的客观的神经异常不能证实这一诊断——它允许医生讨论，并让病人消除对他们病症的疑虑。

腰背部和腿部疼痛的传统诊断结果

大家一定要牢记在心的是：对肌肉紧张综合征病人进行X光片或者成像研究，发现的任何结构性异常惯常都被看作疼痛的原因。但在我的从医经验中，这些结构性异常很少是疼痛的原因。

诊断可以分为两大类：

1. 脊椎的结构性异常，包括后天和先天两种异常。
2. 未知原因的肌肉疼痛疾病。

结构异常

退化性骨关节炎

在结构性异常中，与老化关联的脊椎变化是最常见的——包括脊椎的关节病或者退行性骨关节炎。它们在人们二十几岁的时候就开始了，通常在人们最常活动的脊椎部分表现得最为明显——最后两节腰椎和颈部中间——这一组包括脊椎中任何地方的骨赘，术语称为椎关节强硬。脊椎关节中的老化改变，则被界定为脊椎小关节综合征——现在被认为没有明显症状表现，虽然多年来它们一直当作临床实体在接受治疗。

1976年，耶路撒冷哈达萨医院的医生说发现有脊椎骨关节炎和没有脊椎骨关节炎的腰背部疼痛的病人在发生率上并没有差异。

来自哥本哈根大学的一组医生比较了238名腰背部疼痛病人和66个没有这一疼痛史的病人的X光片，结果发现两组病人在间盘退化和有无椎关节强硬（即骨刺）方面没有差异。他们发现，这些改变的发生率随年龄增长。这一结果与预期的一样，因为它们是正常的老化。

椎管狭窄

与年龄有关的最重要的改变之一就是椎管狭窄，因为它经常接受外科手术的治疗。当我们年纪逐年增大时，腰脊椎管（留给脊髓或者脊神经的管道的空间）因为骨刺的累积逐渐变得狭窄。如果在有严重疼痛的肌肉紧张综合征病人中发现了这种情况，通常都建议病人去做手术，如果这个病人特别需要，经常就会做手术。在曾经接触过的病人中，我记得这种诊断的病人真正需要手术的只有一个人。更有说服力的是这样一个事实，当这些病人接受肌肉紧张综合征的治疗之后，他们的疼痛消失了，尽管椎管狭窄的状况依然存在。

罗索蒙夫（H. L. Rosomoff）是一个神经外科医生，他声称大多数的椎管狭窄病例并不需要手术治疗。这是特别值得注意的，因为他很多年来都是用外科手术来治疗病人的椎管狭窄的。

在我的病人群体中实施的第一个追踪调查发现，背部疼痛最高发生率是在30～60岁的人群中，超过60岁的人群，发生率下降得非常显著。如果老化改变是背部疼痛的主要原因，那么，随着年龄的增加，发生率也会增加。但相反，人在中年更常有这些疼痛症状，这是因为人在中年时背负的压力和束缚最大。这强烈地表明脊椎的结构化改变并不是疼痛的真正原因，肌肉紧张综合征才是。

椎间盘病变

据统计，老化改变中最麻烦和最常见的一种是椎间盘。椎间盘是脊椎的减震器，但是在很早的年纪就可能被用坏了。大多数人在最后一根腰椎骨（L5）和骶骨之间的间盘，在二十来岁的时候就开始退化。退化意味着间盘会失去内含物并且变得狭窄，导致两块椎骨接近在一起；或者，间盘的外壳组织被磨穿，间盘物质会从中溢出，这被称作环面纤维化。按照增加的严重程度的顺序，随之，间盘物质（髓核）会产生突出或者脱出的情况。间盘物质突出或者脱出就是我们通常说的椎间盘突出或脱出。

以我的经验来看，即使很大的间盘物质喷出，虽然在它们刚形成的时候会引发一些疼痛，但通常不会导致持续的疼痛。

很长一段时间，我被这样一个事实所困扰：患有腰椎间盘脱出的某人，其疼痛的位置有时与形成疝的位置精确地联系在一起。比如，如果有一个邻近第一骶骨（S1）脊神经的形成疝，那么就可能在被这一条神经支配的腿部某个区域发现疼痛。这很容易将此人的疼痛归因为这个形成疝。然而，症状持续了数周或数月，并且出现肌肉紧张综合征的症状和信号。这清楚地表明间盘病变会导致一些最初的疼痛，但是它不会导致持续的疼痛。

为什么大脑会选择推荐间盘作为罪魁祸首呢？在“大脑在创建肌肉紧张综合征时使用的策略”的一项研究中找到了这一问题的答案。人们认为当从事某些身体活动时就经常激发症状，身体活动越激烈越好，这助长了活动导致疼痛的观念。在实际生活中，身体事件是疼痛的引爆器（扳机），而不是疼痛的原因。这是一个极其重要的概念，因为不能正确地认识到这一点，已经有数百万的人们被疼痛奴役并处于对身体活动的恐惧之中。

椎间盘脱出跟身体事故一样，是肌肉紧张综合征的引爆器，并且是非常值得研究的一种。大脑意识到间盘异常的出现，因此选择将症状放置在相应的位置上。然而，大脑经常夸张，比如会卷入腿部过多的区域，或者使疼痛从一条腿转移到另外一条腿上。在一些病例中，一开始，疼痛就发生在错误的一侧。

如果这个观点看起来古怪、糟糕或者充满幻想，那么请记住疼痛症状的目的。它是无意识思想的不合逻辑的反应，用以应对那些远比疼痛更危险的事物。

医学文献对腰椎间盘脱出有什么样的看法呢？下面是一些简单的例子。

神经外科医生罗索蒙夫已经发现，在其诊疗的病例中，由腰椎间盘脱出导致腰背部和腿部疼痛的少于3%。并且，他用保守的方法治疗他的病人，也就是说不用外科手术的方法治疗其病人的腰椎间盘脱出。

世界著名的腰背部疼痛研究者阿尔夫·纳克姆松声明，大多数案例中疼痛的原因是未知的，98%的病人应该接受保守治疗（非手术治疗）。

一个研究团队报告称，用脊髓X射线摄影术发现的108个腰椎间盘脱出的病人没有背部疼痛。但是，这个研究团队对这108个病人进行追踪调查，结果发现，三年之内，64%的病人出现了神经症状。研究者得出结论，认为症状是由起初的椎间盘脱出引起的。

我对此非常怀疑，并且认为这些病人患上的是肌肉紧张综合征。后期症状的观点与罗马大学和拉奎拉大学的一批医生的研究相矛盾——罗马和拉奎拉大学医生的研究结果发现，一组病人中63%患有核磁共振成像（MRI）证实了的腰椎间盘脱出，接受非手术的治疗6～15个月之后，再次用MRI检查，结果发现形成疝的尺寸明显缩小了。

1984年，来自乔治华盛顿大学的一个团队在《脊椎》杂志上报告了一项有趣的研究。对没有腰背部疼痛的病人进行腰部CT扫描，然后将这些CT片拿给那些不知道这些病人临床病史的神经系放射学家看。在这个52个病人组成的群组中，他们发现35.4%的人出现间盘异常、脊椎狭窄和其他的老化改变。而且，这个病人群组中50%的人超过40岁。这些是正常的结构异常，在大多数案例中根本不会导致任何疼痛。

来自华盛顿大学的理查德·德米、约翰·洛泽和斯坦利·比高斯写到，只有5%～10%的腰椎间盘脱出病人需要做手术。并且，只有在下述情况下才会考虑必须做外科手术：通过CT扫描和核磁共振成像检查证实了的形成疝，伴随典型的疼痛和神经上的虚弱，并且6周保守治疗没有任何起色。

我发现这些应该做外科手术的结论并不可靠，因为肌肉紧张综合征可以引发典型的疼痛和神经上的改变。并且，如果它没有得到正确诊断和治疗，会持续数周或数月。

更近一些时间，莫林·约翰逊和他的同事们发表在《新英格兰医学杂志》上的一项研究在随后引起广泛注意。98个没有腰背部和腿部疼痛病史的人接受了腰部核磁共振成像扫描。其中36%的人所有位置的间盘都是正常的，52%的人在一个或更多位置上椎间盘膨出，27%的人有椎间盘突出，1%的人椎间盘脱出。他们的结论是："通过核磁共振成像，在腰背部疼痛的人身上发现的椎间盘膨出或者突出经常是同时发生的。"

1987年，我做了一项追踪调查，对象是109个由腰椎间盘脱出导致背部疼痛的病人。在每一个病例中，腰椎间盘脱出都是通过CT扫描证实了的。这些病人在1984年到1986年间接受治疗，这时候核磁共振成像还未出现。但是，腰椎间盘脱出能够通过CT扫描精确地查明。每一个病人依据其病史和身体检查，都被诊断为肌肉紧张综合征，这意味着腰椎间盘脱出并不是疼痛的真正原因。他们所有人都参加了教育项目，在接受治疗之后的一到三年时间里，再次对他们进行访谈，结果发现其中98人（88%）要么完全消除疼痛，要么疼痛已经好得差不多了，开始过上正常生活，并且没有身体活动限制或者恐惧。另外，11人（10%）得到改善，但活动依然受限或者在一定程度上还心存恐惧。此外，有2人（2%）则没有任何提高。

在这些病人接受治疗的那些年间，我不遗余力地判断哪些病人有希望接受他们的疼痛是由情绪性的原因导致的观点，这也就意味着一些病人不能完全接受这一诊断——那些不能够了解心理原因的病人不会好转。现在，在允许他们参加我的教育项目之前，我会进行筛选。

医学研究恰当地寻找诊断理论的证据和新的治疗模型。肌肉紧张综合征精确诊断的最好证据是，我们现在已经达到这一点——那就是超过90%的接受我们治疗的病人永久性地消除了疼痛。这些病人在接受我们的治疗之前，通常经历过多年复发并对其无能为力的疼痛。我不能想象还有比这更能说明“肌肉紧张综合征是正确诊断”的证据。无论是肌肉紧张综合征这一流行病还是任何其他的流行病，关键的因素是诊断。只要医学界继续拒绝肌肉紧张综合征的诊断，这一流行病就会继续。

在这里，一定要提及其他的一些结构性诊断，因为它们也被常规性地诊断为背部疼痛的原因。

脊柱侧凸

这是一种著名的脊椎异常，表现为脊柱的一段或几段出现倾向一侧的弯曲，通常包括大部分脊柱。脊柱侧凸的原因至今未明。脊柱侧凸通常从人们十几岁的时候开始，那时一般不疼。在弯曲很严重并且程度持续恶化的情况下，医生会建议做手术，即使这种情况下也不会疼痛。我发现，假定成人的脊柱侧凸是疼痛的一个令人惊讶的原因，那就意味着医生对于疼痛没有其他可选择的原因解释，最后，逻辑取胜了。肌肉紧张综合征的疼痛再三被归因为某些结构性异常或是一种生理的及机械的过程，是因为医学界没有意识到肌肉紧张综合征的存在。

我记得一位女性，她的背部疼痛被假定为是由脊柱侧凸导致的。她已经做过两次手术，之后，躺在医院里准备做第三次手术。在她手术之前，被一个了解肌肉紧张综合征的心理学家发现，并对她的外科医生说这个病人的疼痛可能有某种心理基础。这位女性放弃了即将进行的手术，参加了我们的教育项目。仅几周时间，她就解除了疼痛，从此以后再未复发。

脊椎前移

这是一种戏剧性的脊椎结构异常，一个腰椎向前移位超出另一脊椎。脊椎前移有的轻微，有的很严重。这一状况的原因是诡秘的，但是，在我的从医经验中，这一疾病是不疼的。我有这位年轻女性腰椎移位的一系列X光片，她没有意识到自己已经发生了这种结构异常是因为她没有疼痛产生。之所以拍X光片是由于其他的一些原因，结果意外地发现了脊椎前移。这种情况并不让我惊讶，因为我也见过患有脊椎前移的人并没有肌肉紧张综合征的。

梨状肌综合征

在臀部深处有一块肌肉，叫做梨状肌，当它穿过较大的坐骨切迹通向腿部的时候非常接近坐骨神经。我不知道这一诊断第一次提出的确切时间和出处，但它的理论依据是梨状肌压迫坐骨神经引起臀部疼痛。这症状为什么会发生，在什么情境下会发生还没有科学的解释。在我看来，这一诊断没有实质性的东西，只是在对臀部疼痛没有更好解释的时候提出来的一种没有科学依据的说法。显然，肌肉紧张综合征为此类疼痛提供了最好的解释。梨状肌综合征的诊断是一种衰落前的短暂狂热。

髋关节骨关节炎

可以添加到错误地被指控为背部疼痛原因的结构性异常的清单中的另一个重要疾病是髋关节炎。髋关节的退化改变是非常常见的——也是臀部的肌肉紧张综合征所带来的疼痛。遵循通常的模式，疼痛被归咎为髋关节。并且，即使髋关节的退化相对较轻的时候也会采用髋关节置换手术来治疗疼痛。我曾经在一些病例手术前对他们进行肌肉紧张综合征教育项目的干预，并且通过无手术的方式成功地治愈了疼痛。而且，我也看到了其他接受手术的人继续疼痛。

先天性异常

据说，导致疼痛的三种先天性脊椎异常是：隐性脊柱裂、椎骨脱离、移行脊柱。头两种是脊椎中缺失了一小块骨头，而第三种是有一块多余的骨头。亚历山大·马戈拉和阿明·施瓦兹的调查发现，这些先天性结构异常在有背部疼痛的病人中与没有背部疼痛的人中同样常见。以我的经验看，它们不会导致疼痛。

其他诊断结果

纤维肌痛

当前被称为纤维肌痛（FMS）的疾病是肌肉紧张综合征的一种经典表征。纤维肌痛是疼痛疾病诸多名称中的一个，1904年被威廉·高尔斯第一次描述之后逐渐被人们熟知。这里有一个名单列表，是跟它一样的疾病，多年来一直被人们使用以下名称：纤维组织炎、纤维肌炎、肌筋膜炎、肌筋膜疼痛、风湿肌痛、紧张性肌肉疼痛、肌痛和风湿性肌炎。

下面是由美国风湿病学会提出的纤维肌痛的诊断标准：

1. 有分布广泛的疼痛病史。官方定义列出了身体的特定部位，实际上包括整个躯干、躯干前部、背部、手臂和腿部区域。

2. 手指按压18个敏感位置点，其中有11个地方疼痛。这18个敏感点分布在下述9个位置的两侧：

1）后头部（头颅的底部）

2）低位颈部（颈部的背面）

3）斜方肌（肩膀的上端）

4）冈上肌（接近肩胛骨的肩背部）

5）第二肋（接近前胸中部）

6）肱骨外上髁（手肘区域）

7）臀肌（臀部外上侧）

8）股骨大转子（突出的股骨后面）

9）膝盖（里面部分）

并非巧合的是，在所有被诊断为肌肉紧张综合征的病人中，不管他们的疼痛点在哪里，98%的人在被手指按压的时候，会发现上述9个位置中有3个位置两侧敏感。比如，一个病人抱怨颈部和一侧的肩部疼痛，但是手指按压（触诊）时发现臀部及髋骨区域和肩膀上端一样疼痛。虽然并非千篇一律地都是这3个地方疼痛。

9个疼痛结构的位置中有4个是肌腱，它们分别是后头部、髋部区域、脚踝和膝盖。肌腱的卷入是肌肉紧张综合征的一个基本特征。

多年来，我一直坚持纤维肌痛是肌肉紧张综合征的一种严重的形式。美国风湿病学会的诊断标准与我的发现相似，这加强了我的诊断性结论。

患有纤维肌痛的人通常同时患有心理症状。他们经常焦虑和沮丧，有睡眠问题，并且缺乏活力。

纤维肌痛是肌肉紧张综合征的一部分，我已经诊断并成功地治疗了很多在来我这里之前已经被诊断为纤维肌痛的病人。我的病例中大部分不能满足美国风湿病学会提出的诊断标准，但不管怎样，他们被告知患上了纤维肌痛。在美国，女性和男性在纤维肌痛发生率上的比例为10:1。有几百万的美国妇女因这种诊断而憔悴，因为她们的医学顾问告诉她们纤维肌痛的原因未知，她们必须学会与这种疼痛共存。最近，一个这样的病人选择辅助式自杀。

临床医生们常被问及："纤维肌痛是一种独立实体吗？"纤维肌痛仅仅作为肌肉紧张综合征的一部分，因此它是一个心身过程。当然，这也解释了为什么它仍然是医生的一种诊断难题。

现在让我们看看这一组中的其他疾病。

肌筋膜疼痛和柯斯顿氏综合征

纤维肌痛、肌筋膜疼痛和柯斯顿氏综合征在医学文献中经常放在一起讨论。我相信它们是肌肉紧张综合征的不同表征。它们在解剖结构、流行病学、临床表现和严重性上有所不同。比较纤维肌痛和肌筋膜疼痛是有趣的。每十个女性中有一位患上纤维肌痛，每两个男性中就有一个患上肌筋膜疼痛。纤维肌痛导致的敏感点包括：躯干的前部和背部、腿部和手臂。肌筋膜疼痛的敏感点位于背部。纤维肌痛患者是不耐烦的，经常焦虑、抑郁和失眠，并且肌肉僵硬——肌筋膜疼痛患者一般不会出现这些症状——患上纤维肌痛的人很少能好转。

它们的共同点是疼痛，同样的轻微缺氧。并且，从一个较深层次来说，它们具有类似的心理概况，那就是被压抑的暴怒。

柯斯顿氏综合征导致的下颌肌肉疼痛，大部分牙医将其归结为颞下颌关节异常。我已经发现下颌肌肉中正在发生的症状与在背部发生的肌肉紧张综合征过程是类似的。关节异常更可能是这些症状的结果而不是原因。

疼痛点是肌肉。

我已经决定只对这些疾病作一个粗略的描述，因为详细精确地回顾它们超出了本书的范围，也不是本书的目的。一定要明确说明的是，这些疾病都是心因性的，由无意识心理中的情绪现象所引发。纤维肌痛、肌筋膜疼痛和柯斯顿氏综合征都是肌肉紧张综合征的一部分。全世界所做的用以理解这些疾病的大量研究只能确定这些疾病发生过程的细节或者结果，而不是它们的原因。迄今为止，虽然有一些研究沾了些边，但还没有人组织专门的研究检验这些疾病是心因性的假设。只有等到开展这样的研究之后，医生们才会停止争论。我们在治疗肌肉紧张综合征上取得的持续成功指明了它们是心因性疾病，即使最初被诊断为纤维肌痛、肌筋膜疼痛或者柯斯顿氏综合征。

反射性交感神经营养不良

这一疾病是以疼痛、浮肿、皮肤发紧和发亮以及可以被X光看见的骨头异常为特征的。发病部位包括四肢的一个或更多，并会出现极其严重的功能丧失。身体检查的结果表明：这些症状是由交感神经过度兴奋引起广泛面积的血流量的下降和缺氧所导致的。这同伴随肌肉紧张综合征所产生的现象类似，但是更为严重——包括了肌肉、神经、肌腱、皮肤和骨头。下面的病例可以说明这一点。

一位28岁的女性在她怀孕6个月的时候，双肩和手臂开始疼痛。生完孩子，状况变得更糟糕，并且严重到瘫痪在床。医生的诊断是反射性交感神经营养不良，因此，她接受了物理治疗等标准的治疗方法，但是没有改善。在做出这个诊断的第一年间，她接受了两期短程的心理治疗，没有效果。在来我这里咨询之前7个月，她参加了一个疼痛中心来治疗，但没有明显的收益。

当我第一次见她时，她向我抱怨肩部、手臂和上背部严重疼痛。她还说肩膀和手臂一点力气都没有，并且腰背部、臀部和膝盖也很虚弱无力、疼痛和僵硬。轻微的身体运动她只能做30分钟，紧接着就得休息30～40分钟。很显然，她没有能力承担起作为一个母亲和家庭主妇的职责。她曾经在十几岁时患过小肠病、哮喘和花粉热。

神经学上的检查是正常的，也仅仅是两个肩膀的活动受到限制。用手指按压她两个肩膀上端、两个臀瓣的外侧和两条大腿的外侧的时候，她会疼痛。

她的病史和身体检查结果指向两种诊断：肌肉紧张综合征和癔症。

她参加了我们的教育项目，并立即开始了团体和个人心理治疗。她很快掌握了肌肉紧张综合征诊断的概念，但是心理治疗上的进展却很缓慢。然而，跟我们团队共处了8个月之后，她开始能有限度地照顾孩子了；12个月之后，她能够一次起床活动5小时了；16个月之后，可以活动半天。她持续缓慢但稳步地好转，最终成为了一个全职母亲和家庭主妇。更重要的是，她开始重新打网球和滑雪，并且准备要第二个孩子，这些都证明她已经获得心理上和身体上的完全康复。

如果没有正确的诊断和有效的心理治疗——这二者缺一不可，这样的结果是不可能出现的。她的症状显然是心因性的。强大的情绪因素能导致交感神经的病理性活跃。

小儿麻痹症后期综合征

近些年，一种称为小儿麻痹症后期综合征的疾病引起了大家的关注。它是指小时候患小儿麻痹症遗留下来的腿部虚弱无力，这些人随着年龄的增长腿部越加虚弱无力，并且伴随着臀部和腿部的疼痛。多年前，医学上已经证明，患过小儿麻痹症的人的腿部都会出现持续增加的无力感。疼痛是一个新现象，也就是说，一个新的症状被创造出来了。我见过的具有这一问题的病人，疼痛的原因是肌肉紧张综合征。毫无疑问，这是由与持续增加的虚弱无力有关的恐惧和沮丧所引发的——疼痛并不是小儿麻痹症的一部分。

这里有另外一个例子。因为没有辨识出肌肉紧张综合征的存在，结果出现了一种新的临床病症。30年前，我为很多小儿麻痹症后期综合征患者诊治，他们遭受不断增加的腿部虚弱无力的苦恼。那时候，肌肉紧张综合征并不像现在这般流行，并且，他们没有伴随性疼痛，因此也没有小儿麻痹症后期综合征这一说法。我努力帮助他们调整力量丧失感，有时候会采用为残疾人设计的装置。在这过程中，总是伴随着很多的支持和建议。

紧张性肌肉疼痛

这是由梅奥诊所做出的诊断，已经将近55年了。它是指肌肉疼痛。用在这里的“紧张”更多的是指心理上的，而不是肌肉紧张——这看起来是一个非常有见识（开明）的诊断。下面摘选的文字是杰弗里·汤普森发表在《梅奥临床汇刊》上的。

“紧张这个词表明心理性的紧张或者压力可能起作用。当诊断以这种方式呈现时，病人更容易接受他们的肌肉疼痛性疾病是受心理因素影响，更可能采取治疗这一疾病的必须步骤。与此同时，医生们承认心理上的困扰不是最基本的原因。”

这一表述听起来是矛盾的，其实不是。医生说心理性因素使疼痛恶化，而不是导致它们的原因，这直指当前美国泛滥的疼痛流行病的核心。在纤维肌痛、紧张性肌肉疼痛和其他类似的诊断中，现代医学认可心理因素在其中起一个“主要作用”，但不能接受它们是基本原因的观点。

我承认对这一观点的完全混淆和医学界处理这些疼痛问题的无能为力感到巨大的悲哀。他们拘泥于“心理困扰不是最基本的原因”。实际上，那不是心理困扰，而是我们的正常状态。我们对内在的紧张都有身体上的程序化反应，认识不到这一事实会滋生流行病。

腰背部和腿部疼痛的传统治疗

治疗方法的改变在一定程度上依赖于结构性诊断的结果。比如，如果是基于CT扫描或者核磁共振成像发现的腰椎间盘脱出，并且病人的疼痛很严重，即使腿部没有神经上的改变，通常都会建议病人动手术。如果出现神经上的改变，手术就不只是被建议了，而是几乎一定是要做的。当疼痛归因为本章中论及的其他结构性诊断时，情况也是一样的。

一个男人写到："我的足下垂根除了——正如你之前预期的一样，尽管我曾经被两位著名的外科医生建议要去做手术。"另一个写到："我被告知不可能脱离背部和腿部疼痛了，一定要做手术。好吧，我不会逃避，我选择听完你的两个演讲课程，从那以后，疼痛就消失了。"

如果疼痛特别严重的病人没有被推荐做手术的话，几乎不可避免地，治疗处方会是卧床休息和消炎药，要么是非甾类化合物，要么是甾类化合物（可的松类药物）——后者可能被作为一种硬膜（脊椎底座）外注射药物施用。如果卧床休息2～3周，疼痛依然持续的话，医生就会开具持续数周或数月的物理治疗。

这些病人在如此治疗三四个月之后会怎么样呢？疼痛依然存在，他们焦虑，不安，恐惧，不能从事平常的身体活动，并且处在抑郁的边缘。他们经常去看不同类型的传统医生，比如矫形外科医师、神经科专门医师、理疗医师、风湿病学家或者运动医学方面的专家，但都没有效果。

现在，他们开始尝试被主流医学称之为非传统医学和其他一些被界定为整体医学的治疗方法。这意味着他们会去看按摩疗法医生、正骨科医生、针灸医生、推拿治疗师、营养学家、运动专家等。这也许是有帮助的，但是一些疼痛依然持续，并且会被忠告留心诸如跑步、运动或者提重这样的身体运动。这也就意味着病人们继续不开心，继续担心并且丧失部分活动能力。

不管采用什么样的传统诊断，腰背部和腿部反复疼痛的人通常存在各种各样的恐惧和能力丧失。恐惧疼痛——他们害怕会伤害到自己，因此避免很多身体活动。他们很小心地移动，他们坐或者睡觉的时候经常使用腰带或者特殊的枕头。他们害怕弯腰、提重、交叉双腿、俯卧、自由式游泳或者蛙泳，因为他们曾经被告知拱背会导致疼痛。他们被告知短腿和平足会导致疼痛，虚弱的腹部肌肉同样如此。他们还被告知强壮的腹部肌肉可以保护人免于疼痛，并且跑步对脊柱是有害的（如果这是真的话，智人是如何在野外生存了数千年的呢）。他们相信最好是睡硬床垫。他们的生活被他们的背部所控制，他们睡前能够意识到的最后一件事情经常是疼痛，早晨醒来想到的第一件事情也是疼痛。他们淹没于误解的海洋中。

引人注意的是，经常有病人说他们已经尝试了所有可以想到的治疗方法，并且在治疗过程中花费了大量的金钱。很多人坦率地说，之所以来我这里就诊是没有办法的办法。我倾向于去诊治最持久的病例——那些有着十年、二十年甚至三十年反复疼痛经历的人。可能要一个月我才能碰到一个没有看过其他医生的病人，但是，大多数病人都不可避免地经历了多年反复的疼痛流行病，并且尝试了各种治疗方法都没有效果。

慢慢地，医学界开始承认心理因素在目前折磨工业化国家居民的背部疼痛流行病中起作用。1991年，斯坦利·比高斯和华盛顿大学的一大群合作者发表在《脊椎》杂志上的一项研究确定：在预测哪些人更容易患背部损伤方面，心理因素比身体因素更重要。

芬兰的一大群调查者发现：从统计上来看，被建议继续从事日常活动的病人，在疼痛的持续时间、疼痛的剧烈程度、弓背和进行日常工作的能力上显著好于卧床休息两天或者做“背部活动练习”的人。

传统医学依然没有意识到引发背部疼痛的心身过程的特性，但是，也许这些心理学边缘的研究会引起更开放的态度。

第四章

上背部、颈部、肩部和手臂的症状

直到官方医学界考虑到情绪导致身体症状的观点时，一些健康问题才会得到解决。

大约60%～65%的肌肉紧张综合征病人存在腰背部和腿部症状。他们中大多数人承认，当前或者过去的某个时候存在不同程度的颈部和肩部症状。这并不令人惊讶，因为颈部和肩头是肌肉紧张综合征第二大常发区域——这也是疼痛的一个主要位置，肌肉紧张综合征人群中20%～25%的人的这些部位疼痛。肌肉紧张综合征会包括整个背部的不同位置，即使在发病期间，疼痛的位置也经常变化。但是，大脑显然需要一次只创建一个主要的症状发生位置。因此，如果不是在腰背部，那就有可能在颈部和肩部。

在颈部和肩部这一区域最常包括的肌肉是上斜方肌，它的范围从头的背面向下延展到肩膀上端，并且向外扩展到肩膀上的高骨。当然了，是一边肩膀中的一块或者部分上斜方肌疼痛。同腰背部疼痛一样，人们经常说在疼痛发作之前正好在做一些比较用力的事情。在很多病例中，疼痛缓慢发生，或者是人们一觉醒来，疼痛就已经存在了。它可能会同腰背部疼痛一样让人丧失日常活动能力，特别是手臂和手发生症状的时候。当疼痛相对轻微时，病人就会说感到肌肉紧张。人们倾向于将颈部区域的感受与神经上的紧张联系起来，但很少对腰背部疼痛做这种联系。

疼痛也可能涉及其他位于肩胛骨附近的肌肉，但是发生的可能性比上斜方肌少很多。

颈神经的加入

和腰背部的疼痛一样，疼痛会向手臂和手部辐射，伴随着麻木、刺痛和虚弱无力的感受。肌腱反射会降低或者消失，并且有可以测量得到的肌无力。为这些症状负责的神经结构是颈神经和臂丛神经，臂丛接收来自第五、六、七、八条颈椎神经以及第一条胸部脊髓神经的分支。然后臂丛被划分为所有的末梢神经，服务于手臂和手部，比如桡神经、正中神经和尺骨神经。这种重要的神经集结（丛）位于上斜方肌下方深处，通过按压上斜方肌无法触及。但是，当这一部位的肌肉紧张综合征被激活之后，通常都会将其包括进去——这就意味着部分神经丛轻微缺氧了。肌肉紧张综合征的特点就是，当诸如坐骨神经或者臂丛神经这样的大的神经结构加入之后，只有其中的一部分神经会受到影响。这就是为什么坐骨神经痛的症状并不都是一样的原因。坐骨神经痛会引发腿部的很多不同区域的症状，比如腿的前部、背部或两侧。疼痛可能会变化，影响大腿但却放过了小腿，也可能只包括足面或者足底。臂丛神经也是如此，因此，有时候疼痛只是在肩膀周围和手臂上端，或者是手臂和手部的不同区域。我见过任何可以想象到的变化。如果疼痛的原因是结构性疾病，是不可能发生这种情况的。

极少数的时候，我会见到固定肩胛骨的肌肉虚弱无力，因此肩胛骨就会突出。这块肌肉受贝尔长胸椎神经支配，贝尔长胸椎神经接收来自第五和第六颈椎神经的分支。肌肉紧张综合征可能会既包括脊神经，也包括长胸椎神经。

肌肉紧张综合征和颅神经

多年来，两种诡秘的疾病一直困扰着诊断医生。它们就是大家熟知的贝尔氏面瘫和三叉神经痛——包括十二条颅神经中的两条。它们产生于脑干，位于大脑下面脊髓上面的中枢神经系统部分，服务于大脑及其专门器官——眼睛、耳朵、嘴巴和喉咙。它们传达来自大脑的运动指令，带回感觉信息，为这些专门器官和大脑之间提供连接。

第五颅神经（三叉神经）是一个纯粹的感觉神经，将感觉带到面部和牙齿。多年来，它被认为是极其严重的面部和牙齿疼痛的根源。这一疾病被称为三叉神经痛，或者是痛性抽搐。至今为止，没有人能够解释它的原因。

多年以前，我曾经患过一段时间的无法解释的牙神经痛。在遭受了几个月的折磨之后的一天，我正在看病人的神经系统解剖图。当看到服务于牙齿的第五颅神经分支神经的特别详细的描述时，我立即想到牙痛可能是三叉神经引起的肌肉紧张综合征。我认定是这个结论，因为不到48个小时，我的疼痛消失了。这个例子说明了意识的治疗力量，这在本书的第三部分会做具体介绍。

因为我是大家熟知的背部专家，面部疼痛的病人一般不来找我看病。然而，最近，机缘巧合，我遇见了一位病人。幸运的是，这个病人的病史是极具启发性的。他正处在离婚进程中，但发生了令人讨厌的转变，这一突变让他特别不安，因为他讨厌冲突并且小心翼翼地避免冲突。在离婚受到波折时，他的面部开始疼痛。

在本章节的前面部分，我讨论过患有肌肉紧张综合征的人是如何变得程序化的。并且，症状发生的时间也很奇怪。当这个男人以特定的姿势躺下或者从事与第五颅神经完全无关的活动时，就会疼痛。

不愉快的离婚事件从内心深处激怒了他，这也是他疼痛的真正原因。幸运的是，他开放地接纳了这一解释，疼痛渐渐的消失了。

一两个例子并不让人印象深刻，也不是这些疾病心理性原因的结论性证据。也许有一天，我们可以通过研究工具去证实第五和第七颅神经的局部缺氧可能是这些诡秘的疾病的基础。

第七颅神经与第五颅神经相反，它是一个纯粹的运动神经，服务于面部肌肉，一边一条。这条神经功能丧失会导致患贝尔氏面瘫者的奇特面貌：前额皮肤紧绷，眼皮闭不起来，脸和嘴唇歪向受影响的一侧。

我从未诊断过贝尔氏面瘫病人，但是格雷米·泰勒的关于心身医学的里程碑式的书籍中包含了一个精彩的病例。泰勒博士的一个病人在中止了心理治疗时患上了贝尔氏面瘫。我认为这个病人在无意识中对被抛弃异常愤怒，就像患有肌肉紧张综合征的病人一样，出现了一种身体疾病去阻止她的愤怒并被清晰地意识到。贝尔氏面瘫很可能是第七颅神经缺氧的结果，这一病例有待进一步的讨论。

传统诊断

骨关节炎和“压紧收缩的神经”

当疼痛局限于颈部和肩部肌肉时，可能是由压力导致的。如果有手臂或者手部症状，那么X光照射、CT扫描或者核磁共振成像就会不可避免地显示出结构异常。通常都是骨刺（骨赘），并且，脊神经通行的入口（椎孔）有窄化现象。在穿行于此的神经出现任何问题之前，这些椎孔中一定有一个会被彻底毁坏掉。尽管如此，医生依然声称神经被“压紧收缩”了，并因此导致手臂和手部疼痛。就腰背部和腿部而言，医生经常能从身体检查中发现神经解剖学上的改变与骨刺的位置并不对应。当腿部发生症状时，通常是由于肌肉紧张综合征导致的，而不是骨刺。

医学文献再一次地支持了我的观察结果：结构性异常很少是疼痛的原因。来自威斯康星医学院的研究者在1986年发表了一项研究证实，颈部的退化改变（骨关节炎），包括间盘空间窄化和骨质增生，都是常见的，特别是人变老的时候。但是，这些结构上的退化改变通常并不会引发疼痛。

以我的经验，在大多数病例中，是肌肉紧张综合征导致了疼痛，而不是结构性异常。

急性颈部扭伤

另一个问题是急性颈部扭伤。举一个通俗的例子。你的汽车从后面被撞击，你的头向后弹回，接下来的几个小时或者几天，你开始发觉颈部受伤了。这经常发展成一只或两只手臂令人筋疲力尽的疼痛，并向下扩展到背部，甚至到达腰部，并且需要花数周或数月去治疗。X光检查结构是正常的，没有结构性损伤，但你的疼痛依然持续了很长时间。从人的身体结构来说，无论是什么扭伤或者拉伤，大多数都应该在短短几周内得到恢复。症状持续存在是因为大脑已经选择利用这个小事件的机会引发了肌肉紧张综合征。

这是我在肌肉紧张综合征中反复看到的情境：身体事故——像这个从后面撞击的事件，一次滑倒或者跌倒，做体力工作，开展体育运动以及重复性的工作动作都被大脑用来当作启动肌肉紧张综合征的借口。它们都是引爆器，不是原因，一定要做出如此判定。我们拥有进化了数百万年的惊人的自愈能力。想一想，人体中最大的骨头股骨折断之后，只需要6周就能痊愈，折断点会比折断之前更加坚固。无论多么严重，损伤都能治愈。持续的疼痛总是肌肉紧张综合征已经开始的信号。

1996年5月7日，《纽约时报》医药科学专栏发表的一篇文章引起了我的注意，文章题目是："在一个国家，长期患急性颈部扭伤是不存在的。"

它引用了英国医学杂志《柳叶刀》上的一篇文章，报告者提醒注意的是，急性颈部扭伤在立陶宛闻所未闻，但在挪威却相当流行。哈拉尔德·施瓦德博士是特隆赫姆（挪威中部港市）医学院的神经学家，也是一个研究团队的领头人，他所说的一些话也被引用了。“长期患急性颈部扭伤的现象在挪威突然爆发了”，“420万人的国家有7万人因急性颈部扭伤而感到他们患有长期的功能丧失”。他说到了一点，“这是集体歇斯底里”。施瓦德博士和他的团队去到立陶宛，并且证实急性颈部扭伤在这个国家的确不存在。

这是对急性颈部扭伤的心理特性的证实。因为挪威的医生没有意识到肌肉紧张综合征的存在，他们下结论说，这些病人是被弥补受伤的渴望所驱动，尽管他们可能并未受伤。这被称为继发性获益。让人混淆的是这些病人真的疼痛，因为谎称疼痛并不会为他们生钱。他们得的是肌肉紧张综合征。但无论是他们还是他们的医生都不清楚这一疾病过程的真实特性，因此，医生认为病人是在撒谎或者是在夸大事实，并且，病人也愤怒于医生的建议。《时代》杂志说，当这一研究发现在挪威发布的时候，急性颈部扭伤病人组织的领导威胁说要起诉领导这一研究的医生。这一点也不奇怪。

这篇报告还举例说明了“社会感染”与心身疾病一起起作用。人们会无意识地选取正在流行的症状和被他们的医生认为是合理的身体疾病，这就是为什么当今大部分西方世界都流行颈部和背部疼痛症状的原因。

这是一个令人生畏的公共健康问题，因为医学专业人士和病人都不知道这一疾病的特性。直到官方医学界考虑到情绪导致身体症状的观点时，这一健康问题才会得到解决。

颈椎间盘突出

和在腰背部一样，在颈部区域一个最常见的诊断就是椎间盘突出。尽管在颈部有更多的椎间盘物质接近脊髓，但是不断累积的证据表明，这样的间盘物质并不危险，采用非手术的方法便可以治愈。这是一个好消息，因为我的工作表明，和在腰背部的情况一样，椎间盘突出并不是疼痛或者手臂部分神经上症状的原因，肌肉紧张综合征才是真正的肇事者。

40多年的证据表明，颈椎区域的结构性异常很少引发症状。工作于蒙特利尔神经病学研究所的唐纳德·麦克雷，1956年发表了一篇论文，其中说任何超过30岁的人都可能患有不带有任何症状的颈椎间盘突出。

19年以后，阿伦·福克斯和他在纽约大学医学中心的同事们称，他们在颈椎中发现巨大的空间占有性异常（就像肿瘤），但是根本没有引发任何症状。因为这些发现，他们告诫要提防将疼痛归结为骨刺或者椎间盘突出。

再后来，乔尔·萨尔和几个同事报告了对24位患有颈椎间盘突出和手臂疼痛的病人成功地进行了非手术治疗的事实。这些病人中没有任何一个人的手臂神经症状恶化，并且，大部分人都重拾了正常的身体活动。伦敦的基思·布什和他的同事们在1996年报告了一个类似的研究。

多年来，我已经知道了椎间盘的无辜，但是除了在自己的书中，我不能在其他任何地方报告我的发现。我的一篇关于论证患有腰椎间盘突出的肌肉紧张综合征病人群体88%的治愈率的论文，已经被7篇医学杂志接收。

胸腔出口综合征

人们肩膀和手臂疼痛的时候，偶尔做出的一个诊断是胸腔出口综合征。大动脉横贯进入手臂的空间被称为胸腔出口。这一空间可以被额外的肋骨窄化，但这是极少见的。既然没有多余的肋骨，医生就假设是肩部的肌肉压迫血管导致手臂疼痛的。但没有证据来证明这一假设，这不会与肌肉紧张综合征中发生的现象相混淆。当减少的血流量通过数千细小的动脉到达一个包括肌肉和神经的区域时，结果就是导致轻微缺氧。当这一情况发生在肩膀的时候，会有局部肌肉疼痛，并且手臂和手部会有神经上的症状，因为通往手臂和手部的神经被卷入其中了。这与被称为胸腔出口综合征的疾病很不相同。

重复性压力损伤

就像腰背部疼痛问题一样，误诊和错误的治疗导致重复性压力损伤达到流行病的比例。据估计，1993年一年，重复性压力损伤花费了美国企业200亿美元。并且，与工作有关的疾病的56%是由其引起的。腕管综合征是重复性压力损伤最重要的组成部分之一，其要为1989年到1994年间日常活动能力丧失的467%的增长率负责。工业分析师痛苦地意识到，自从1994年开始，这个问题一直在持续增加。

正如词汇本身所包含的意思一样，症状是由重复性的任务引发的，像一直使用计算机键盘工作。在很多病例中，肌肉、神经和肌腱的卷入同颈部、肩部、手臂和手部症状结合起来，并且经常是身体两侧都卷入。在很多病例中，腕管综合征是最基本的诊断。包括手部的疼痛、麻木、刺痛都是由于正中神经受横穿腕关节的屈肌支持带压迫导致的。但是，这一领域的一个专家曾经建议说，病症最好解释为一种典型的肌肉紧张综合征症状——小血管畸形。

这里，有一些重复性压力损伤病人的临床病史。

“我的两个手臂剧烈疼痛，有时好一点，但不会好彻底，因此，我无法开展我的日常工作。疼痛是两年前从两个手肘开始的，然后慢慢地开始包括我的两只手、手臂、双肩和颈部。我自己没办法独立穿衣和梳洗。我需要很多枕头垫起我的手臂。性生活是非常痛苦的，因此我不再有兴趣。做家务也成为不可能的事情，做饭、打扫屋子、购物、去洗衣店都没办法实现。甚至，仅仅是当好我小男孩的妈妈对我来说都很艰难。这件事情干扰了我生活的所有方面。实际上，我做任何事情都能伤害到手臂和手。这避无可避。”

“我已经看过十个医生了，大多数医生将其诊断为腕管综合征。我已经接受了一年的物理治疗，注射可的松似乎使疼痛加剧了。现在，医生们正考虑采用手术。”

“有几天非常糟糕，我不能抬起右胳膊。我想我再也不能打字了。可怕的是，据我所知，患上我这种病的人没有谁好转过。现在，我有点好转了，非常感谢物理治疗师，但我没有痊愈。我必须留心我打字的量。我花大量的时间冰敷我的手臂。”

“我认为这已经持续多年了。记得夜晚时，我的手指会感到麻木，并且，我的手臂有一种很奇怪的虚弱感。我好些了，但我依然要很小心不去过度使用手和手臂。”

没有肌肉紧张综合征的知识是很难解释这些症状的。一个病人说：“我的神经科医生说是风湿病的问题，而我的风湿病专家说它是神经病学的问题。”

有人可能会问，为什么同样作为多年打字员的女性（有一些是男性）有些从未有过重复性压力损伤呢？这就像数百万的多年从事重体力劳动的男人和女人却没有严重的背部或颈部问题一样。人们会出现流行的心身症状——50年前，生活压力可能会导致胃部症状或者头痛，今天大多数情况下则是导致背部疼痛、重复性压力损伤或者长期疲劳。

如果说原因是经过数百万年的进化成为这个星球的主宰物种之后，我们的身体结构突然变得不能胜任或者我们脆弱得一定要小心谨慎地移动、使用身体或者从事重复性的工作的话，那是非常荒唐可笑、不合逻辑的。这纯粹是胡说。我们不是纸糊的，我们坚强，有韧性，具有适应性和快速痊愈的能力。

在重复性压力损伤被确定为一种疾病之前，多年来，一直遭受这一疾病折磨的另一类人群是音乐家。当钢琴家和小提琴家患上肌肉紧张综合征时，医生极其容易将其肩部、颈部、手臂和手部的疼痛归咎为重复性的、错综复杂的并经常是极其使人疲劳的演奏活动。

我真切地记得，一位年轻的音乐会大提琴手第一次来我这里就诊是因为腰背部疼痛。当我们成功地解决了这一问题时，他的手臂、手和肩膀的不同区域开始疼痛，甚至扩展到威胁其职业的程度。幸运的是，他很能接受肌肉紧张综合征的观点，最终彻底地康复了，并且从1988年以后再也没有疼过。

同腰背部问题一样，一大群医生和治疗师坚信重复性压力损伤症状是由纯粹的身体因素导致的，并且建议的很多解决方案是以避免可能引起受伤的运动或者姿势为基础的。我想知道，如果这位大提琴手的初始症状发生在手臂和手部而不是背部的话，他是否会来我这里就诊。经历了一次背部的成功经验，他理解了大脑企图将疼痛放置于他的手臂和手部。

传统的治疗方法

上背部、颈部和手臂症状的治疗同腰背部疼痛的治疗很相似，依赖于甾类或者非甾类抗炎药物、理疗、推拿和其他物理治疗方法。很多患有脊椎疾病的人，一直被告知他们存在一个半脱位——一种轻微的脱臼。以我的经验，脊椎部件脱臼是不可能发生的事情，除非是发生了车祸这样的大创伤。另外，上述治疗方法所带来的任何症状缓解一定是基于安慰剂效应。医生经常为病人开具颈圈和颈部牵拉托，前者用于固定颈部，后者是将颈椎椎体骨拉开。如果病人的手臂和手部有神经学上的改变并伴随椎间盘突出，通常会采用手术。

当肌肉紧张综合征是症状的原因时，不必要用上述的任何一种治疗方法，因为上述治疗方法都是基于结构性异常或者是从未确定过的一种发炎过程而做出的诊断处方。疼痛彻底、永久地消除依赖于精确的诊断。

第五章

肌腱方面的症状

在剧烈从事一种运动时，即使条件非常好的运动员也常出现大腿背部的突然疼痛。

膝关节肌腱炎

事实上，身体中的任何一处肌腱都有可能成为肌肉紧张综合征的目标——其中一些部位比另一些会更经常。

膝盖是最常见的位置之一。疼痛会发生在膝盖的任何一个部位，膝盖前部或者后面。在膝关节周围，有很多的腱连接，最大的一个是髌韧带——其中包括膝盖骨，它是四头肌肌腱。四头肌是承重肌肉，作用是保持人体在走路或者跑步时的身体平衡。疼痛通常只发生在肌腱的一个部位，或者是膝盖骨上面和下面。还有很多其他的腱连接，包括腿腱和那些来自膝盖下面肌肉中的腱连接。围绕在关节四周的韧带是帮助支持关节的重要结构组织，也会成为疼痛的目标。所有这些，都很容易通过身体检查来确认。当按压这些肌腱时，它们会受伤——问题不是出现在膝关节上，而是膝关节周围与骨头相连的肌腱上。膝盖疼痛经常被确诊为软骨软化，这是膝盖骨下侧变得粗糙了，可以通过X光片诊断出来——以我的经验，是不疼的。再次，我们呈现了一个情境——因为没有意识到肌肉紧张综合征的存在，有很多医生将疼痛归咎于X光片检查出来的结构异常。疼痛也可能是由于不稳固的膝盖骨老化或者关节炎导致的。偶尔，半月板（软骨结构）上的一个小裂缝会被说成是疼痛的原因——半月板裂缝可以在成像研究中被发现，通常是无痛的，但经常担负着疼痛的罪名。其实，疼痛真正是由肌肉紧张综合征肌腱炎导致的。这些病人做关节镜手术是很常见的，最近，我见到了这样一位病人。做完关节镜手术之后，这个病人依然疼痛，因此，外科医生以组织重叠导致疼痛为由又为他做了一次手术。但疼痛还是存在，虽然这个病人来我这里是看他的背的。我告诉他膝盖疼痛的真正特性，这样，他便能够同时解决这两个问题。

伴随肌腱炎的还有膝盖肿胀，虽然很少见。当我第一次意识到这一点，并对病人说它是肌肉紧张综合征的一部分时，还不是很有把握。鉴于治疗的持续成功，现在，我非常确定这一诊断。

肩部肌腱炎

肩膀是肌肉紧张综合征的常发部位。诊断是复杂的，因为这一区域的疼痛可能是由臂丛神经卷入导致的，这在第四章已经描述过了——它经常是重复性压力损伤的一部分。

肩膀和手臂接合处的疼痛诊断史是很有意思的。在核磁共振成像出现之前，医疗手段可以做到的精确诊断是肩关节囊的肌腱套裂缝，最常见的诊断是滑囊炎和钙沉着——后一诊断经常导致移除手术。现在，最常做出的诊断是肩关节囊的肌腱套裂缝。

我从来没有想着去挑战作为疼痛原因的疾病，直到出现了一个病人的下述经历。她50多岁，早些年前已经成功地治好了背痛。她打电话告诉我说一只肩膀疼痛，而且已经去看过本城市很多最好的骨科医生。因为核磁共振成像显示了一条肩关节囊的肌腱套裂缝，她动了手术。现在，这只肩膀的疼痛虽然消除了，但是她的另一只肩膀又开始经历同样的疼痛，她想知道这有没有可能是一种肌肉紧张综合征症状。我说我认为很有可能，并安排时间给她做个检查。几天之后，她来到我这里，告诉我说，在我们通话的那天晚上之后，疼痛就消失了。当我按压一侧肩膀的肌腱时，她依然有一些轻微的痛。

这对我来说是一个重要的经验。确定的是，开裂了的肌腱需要修补，特别是像篮球灌篮运动员。但这里同样有这个问题——医生经常是根据X光片的结果进行治疗，而不是根据病人的实际情况。现在，在我的医疗实践中，如果在检查中发现疼痛的肌腱的话，我会像治疗肌肉紧张综合征一样治疗肩部疼痛。

我曾经常说，核磁共振成像对于患有疼痛症状的病人来说是一个喜忧参半的祝福。椎间盘突出、开裂的膝盖半月板和肩关节囊的肌腱套裂缝，都是依赖核磁共振成像做出确诊，这导致很多好心但无用的外科手术。

肘部发炎

肘部发炎，又称网球员肘病，是肌肉紧张综合征的一个古老偏爱，近些年，其被更戏剧性的膝盖问题和肩关节囊的肌腱套裂缝掩盖了风采。我们要记住，肌肉紧张综合征一次只需要一个疼痛点。如果膝盖或者肩膀疼痛更经常发生的话，肘部疼痛的发生率就会减少。但是，它依然常见，并且可能跟手臂其他位置一样，成为重复性压力损伤的一部分。正如现在大多数人知道的一样，肘部发炎发生在很多不打网球的人身上，但它依然被看作是肘部连接肌肉和骨头的肌腱的一种拉伤。休息和固定是常见的治疗方法，甾类药品注射也经常用到。跟所有的肌肉紧张综合征症状一样，一旦病人接受了疼痛是由肌肉紧张综合征导致的事实后，肌肉紧张综合征知识的教育课程对治疗肘部发炎效果会很好。

足部肌腱炎

足部是非常重要的肌肉紧张综合征发作点。任何遭受过足部疼痛的人都知道它是非常难治的。脚背以及脚踝周围有很多肌腱，其中任何一个都可能成为肌肉紧张综合征的目标。相对于足面来说，疼痛更容易发生在足底。足底前部疼痛被称为跖骨痛，通常是由良性的神经瘤引起的，一般会用手术切除神经瘤。当疼痛发生在足弓时，被称为足底筋膜炎；如果X光片照射发现足跟部骨刺，那么一般足跟痛的原因就会归结为骨刺。因为病人需要花很长一段时间才能接受足部疼痛是肌肉紧张综合征的一部分，所以足部疼痛的消除一般都比较缓慢。

平足也经常被错误地归类为足部疼痛的原因。

外胫夹

对运动员、教练和从事运动医学的医生来说，外胫夹是一个熟悉的词汇，它是指运动员在趾长屈肌劳损后，沿胫骨出现的疼痛现象。跟很多常见的疼痛症状一样，它曾经也是诊断难题——通常跟体育活动联系在一起，是肌肉紧张综合征所带来的肌腱炎的另一个例子。最近的研究显示，X光片检查结果发现了胫骨结构性改变，但我依然倾向于将其诊断为肌肉紧张综合征疼痛。

胫骨是膝盖以下主要的腿骨，在小腿部分很容易感觉到，因为它就位于皮肤下面。沿着它的长度方向附着于上的是重要的胫骨前肌。以右腿为例，胫骨前肌就位于胫骨的右侧。尽可能快地走至少30分钟，你就会感到这块肌肉的疼痛。这块肌肉的主要责任是在走路或者跑圈的时候提起足尖——它的重要性是显而易见的。如果你按压患外胫夹者的这块肌肉，这些人会疼痛。外胫夹是肌肉紧张综合征所带来的肌腱炎，而肌肉运动带来的疼痛一两天就好了。当疼痛持续并且加剧，这意味着叠加的肌肉紧张综合征才是真正的原因。

韧带拉伤

在剧烈从事一种运动时，即使条件非常好的运动员也常出现大腿后侧的突然疼痛。因为是急性发作，所以肌肉损伤被假定为罪魁祸首。

我一直注意到职业足球运动中有大量的韧带拉伤存在，考虑到它们发生的环境以及相对较快的康复，我有一种强烈的想法：这些足球运动员正在经历的是急性发作的肌肉紧张综合征所带来的肌腱炎。我特别记得，一位足球运动员在一次比赛中拉伤韧带。据说，他一度非常积极地进行治疗以为下一次的比赛做准备。实际上，过了一周他就可以上场了。那场比赛他参加了大部分时间，但是第三节快结束的时候再次韧带拉伤，不得不退场——这次拉伤的是另外一条腿。当问他怎么回事时，他说，因为另外一条腿一周前受过伤，所以在正常比赛中过度使用了这条腿。这是一种荒谬的想法，因为他在奔跑时没有变化，也没有跛行的迹象。我仔细为他检查，没有发现什么可以引发疼痛的损伤——他只是把责任推给了“跛腿”。这是一个高度紧张的男人，他们球队的明星，每个人仰赖的对象。他身上背负的压力是巨大的，因此容易频繁地遭受肌肉紧张综合征也就不足为怪了。

尾骨痛（尾椎疼痛症）

一些较少见的肌腱炎也是肌肉紧张综合征的表征。在尾骨痛中，包括其中的是和各种盆骨、骶骨和尾骨相附着的肌腱——骶骨和尾骨经常被看作是腰椎的延伸，尾骨是人类和其他高级动物，比如黑猩猩的尾巴进化之后剩余的部分。疼痛经常发生于两块臀肌之间的裂缝，最可能的原因是卷入肌肉紧张综合征的是黏着在骶骨上的肌腱，而不是尾骨。它的症状表现跟腰背部疼痛类似：疼痛可能发生在奇特的条件下，正如大家所想，“坐”的动作不可避免地会引发疼痛。

较少见的是，大腿部跟髋骨的肌腱连到了一块，包括腘旁肌和内收肌。在很多病例中，手指按压这些部位的肌腱会疼痛。我曾经有病人腹股沟韧带卷入到疼痛之中——身体中的任何肌腱或者韧带都可能成为肌肉紧张综合征的目标。

本书到这里结束对卷入肌肉紧张综合征的肌肉、神经和肌腱的症状表现的描述。下面，我们来看看这些疼痛症状的一个最令人苦恼的后果：慢性疼痛，以及一个最怪异的后果：莱姆病。

第六章

慢性疼痛

心理评估表明，真的有心理因素在起作用以使疼痛持续存在。

慢性疼痛

我依然能回想起多年前我们以及康复医学研究所、纽约大学医学中心为建立一个治疗慢性疼痛的项目所做出的努力。自从开始认识到大多数背部疼痛是由心理性因素导致的之后——并且医学文献也认为慢性疼痛是心理性因素的结果，我就认为建立一个用于治疗慢性疼痛的项目似乎是很有前途的事情。接下来，我们遵循专家的建议和指导，组建了一个多学科团队，其中包括理疗师、职业治疗师、护士、心理学家、社会工作者和医生，并且进入到选取病人参加这个项目的阶段。病人患有的各种结构性疼痛疾病得到治疗，其中包括脊椎关节炎、椎间盘突出和纤维肌痛。尽管采用了治疗措施，但是他们的疼痛依然持续了6个多月。并且，因为疼痛得厉害而制约了他们的日常生活，阻碍了工作和正常的社交活动，带来很多个人问题。在很多病例中，病人服用各种大剂量的药物以缓解疼痛。

本治疗项目假定的核心影响因素是起源于疼痛的继发性获益，这意味着在无意识心理中他们需要疼痛持续，这样他们就可以继续被照顾，逃避工作责任或者去挣钱。大多数病人是焦虑和抑郁的，吃不香，睡不好，看起来有病容。很显然，他们并不是装病，继发性获益据说是无意识的。慢性疼痛是一种以自身为病因的疾病。

基于这些意见项目，我们从以下几个方面开展工作：

1. 通过心理测查筛选病人进入该项目

2. 团队中的每个成员评估其自身对康复过程能做出什么样的贡献

3. 禁止讨论疼痛或者奖励疼痛行为

4. 鼓励身体、职业和社交活动

5. 确认和治疗心理和社会交往问题

6. 为病人创建一种药物鸡尾酒，里面混合了病人之前服用的各种药物，然后在病人不知情的情况下逐步减少其中包括的药物。

我们所有人都带着巨大的热情参与到这个项目中。这对康复医疗来说是一种完美的形式，因为我们是作为一个团队开展日常工作，治疗很多让人丧失功能的疾病。不久之后，我们开始怀疑之前假定的该疾病的心理学基础是否存在缺陷。我们的心理评估表明，真的有强大的心理因素在起作用以使疼痛持续存在，但是它们不足以促成继发性获益。一个很好的例子是，一位女性曾经在儿童时期遭受过严重的性虐待和情感虐待以致我们都认为她能够从中活过来是一个奇迹。她被疼痛折磨得几乎瘫痪，压抑在她潜意识中的愤怒是如此强烈。

渐渐地，我们跟病人一起讨论其疼痛：来自哪里，为什么一旦心理毒素被揭示了之后疼痛就会消失。我们发现，不必偷偷地减少药物，病人们会自发地停止服用药物。当然，疼痛的心理性原因也浮出水面了。慢性疼痛是肌肉紧张综合征非常严重的一种表现形式，没有必要为慢性疾病建立一个单独的疾病名称。

这大约是20年前的事情，时间的流逝仅仅是巩固了我们的结论。

时至今日，严重的持续性的疼痛的诊断和治疗是个什么状况呢？全国所有开展慢性疼痛项目的疼痛研究中心都是以继发性获益为理论基础的。这些项目受到医生、官方的精神病学家和心理学会的支持。《心理疾病诊断和统计手册》（第四版）将疼痛疾病归为大量躯体症状疾病的一种，并没有将无意识因素确定为疼痛的原因。

但是，一些从医人员给予情绪更多的信任。1992年12月12日的《纽约时报》上的一篇文章中写到："慢性疼痛击垮了很多人，但是原因不明。"伊丽莎白·罗森塔尔引用了华盛顿大学一位著名的疼痛问题研究者约翰·卢瑟的一句话："所有的证据表明，对于大多数人而言，慢性疼痛是一种与压力相关的疾病，就像溃疡。疼痛与溃疡不同的只是我们不知道将管子放到哪里去看。"

在同一篇文章中，另外一个专家的话被引用："也许并不是真的疼痛，而是焦虑、抑郁或者精神损伤的一种隐喻。我们使用'疼痛'一词来表示身体和情绪上的痛苦，有时，人们并不能很好地区分到底是身体上的疼痛还是情绪上的痛苦。"

清晰的证据表明，医学界睿智的人们认识到了慢性疼痛在心理方面的基础。无论如何，这仅仅是开始。而医学界必须去了解强烈的无意识情绪引发身体反应的过程。如果没有这些知识，诊断上是会出错的，而且这一疾病会持续。

莱姆病

虽然莱姆病与已经讨论过的疾病完全不同，但它是另一个需要被提及的疾病。在这一情况中，各种身体症状被错误地归因为一种真实存在的疾病过程。莱姆病是因为蚊虫叮咬而发生的一种细菌感染，会有神经学和关节炎方面的症状。如果一个人的疼痛用常规的方法都无法确诊，并且抽血化验发现已经被感染的话，这样的症状就会被诊断为莱姆病。无论什么时候，诸如细菌这样的外来物质进入人体，免疫系统都会激活以采取保护性的措施。人体针对每一种细菌都有其特定的抗体，我们每个人都有很多不同的抗体在血液中流通。特定抗体的数量可以在实验室中测量出来，数量被称为抗体浓度测定。通过这个测验，医生能够确定某一特定疾病的抗体是否出现在血液中，以及有多少。我诊断过很多肌肉紧张综合征患者，他们的疼痛被诊断为莱姆病就是因为在他们的血液中存在莱姆病的抗体。

我遇到过的众多病例中，有一个这样的情况：一个来我这里诊治严重肌肉紧张综合征的男性，他不接受肌肉紧张综合征的诊断。随后，发现他血液中有莱姆病的抗体。他控告最初诊治他的神经科医生玩忽职守，声称他们没能检测出莱姆病。他的症状明显是肌肉紧张综合征，但是由于医学界并不接受肌肉紧张综合征的诊断，因此，神经科医生很难为他们自己辩护。

第七章

病名有分别，病因无分别

心怀愉悦地去了解一个人的情绪情感以及它们是如何导致身体障碍的，这就是治疗。

对情绪状态的身体反应在日常生活中随处可见。在高速公路上死里逃生，你的心脏开始猛跳；你正准备为听众演说，嘴巴感到干涸，胃里翻江倒海；紧张的时候，汗流浃背。因为你压抑了一场突然的暴怒，上述的所有反应齐聚而来。

身体和思维紧密地联系在一起，特别是跟情绪紧密相连。除此之外，还能是怎样的呢？

这里，我将要描述的疾病与我前面描述的疾病相比有点复杂，不过，所有的疾病都同样服务于肌肉紧张综合征——它们都被设计成为分散无意识中暴怒的转移物。

很多身体疾病都是肌肉紧张综合征的等同物。就像各种疼痛症状，它们中的大多数都是无害的。可以将它们分为7类疾病：

1. 肠胃系统疾病
2. 循环系统疾病
3. 皮肤病
4. 免疫系统疾病
5. 泌尿生殖系统疾病

6. 心脏机能疾病

7. 混杂的疾病

如果有上述的疾病，有必要去医院看医生，以排除重大疾病的可能性。

肠胃系统疾病

多年以来，肠胃系统疾病是最常见的情绪原因导致的身体疾病。

上消化道紊乱

位于肠胃系统上端的食道可能是疾病的发作点，但常会被诊断为胸骨右下方的胸腔酸痛。发作时，感觉似乎食道的最低端正在被挤压。在一种更严重的疾病中，在食道与胃部的连接处会收缩，有时候需要外科手术来缓解。食物不能通过食道到达胃部，于是就会回流。这种症状并不常见。

但是，胃部症状是常见的。其中最流行的一种症状是胃灼热，是由胃酸过多症导致的，可以通过解酸剂得到缓解。饭后少量食物的回流（反刍），是很常见的。另外，轻微的胃部不适经常归结为胃炎。上述的有些症状会与我们知道的食管裂孔疝联系在一起。据说，躺着的时候胃灼热和上腹部不适，是由于躺着的时候胃部上端一小部分形成疝进入胸腔的结果。这通过X光照射可以看到。传统的医治方法是服用抗酸药物。睡觉的时候，枕头最好垫高一点。

我的观点是，所有的上消化道症状都是肌肉紧张综合征的等同物，因此都是由心理因素引发的。因为食管裂孔疝是一种结构性异常，因此医生很难将这些症状的原因归结为情绪因素。但是，至今为止，没有人解释清楚食管裂孔疝的产生过程。但它与胃灼热和食管逆流关联在一起，这说明它同样是一种肌肉紧张综合征等同物。

胃溃疡和十二指肠虽然不如过去那般常见，但依然是一个医学问题。患有溃疡的人的胃部经常（但并非总是）藏有幽门螺杆菌，这一发现激起了医学研究者的极大兴趣。目前，幽门螺杆菌被认为是胃溃疡和十二指肠溃疡的原因。但是，如果一个胃溃疡病人的胃里没有发现这个细菌，这时医生又该如何解释呢？《纽约时报》最近（1997年8月7日）报道，科学家们认为幽门螺杆菌是人类肠道的“良民”。为什么这种无害的细菌突然就变成致病的原因了呢？我认为不是这样的。它在一些溃疡病人的胃部出现并不意味着就是溃疡的原因。也许，它仅仅是依然有点神秘的溃疡发生过程的一部分。我很清楚的是，情绪性因素引发了那一过程。

现代医学自发地接受细菌的解释作为溃疡的原因是医学界“情绪不会引发身体疾病”这一哲学偏见的另一个有力的例子。

在医生确定胃部症状是压力导致的之前，应该排除像癌症这样严重疾病存在的可能性——这适用于任何疼痛性疾病。幸运的是，良性胃溃疡远比恶性的多。

下面的事件很好地证明了情绪性因素导致的胃部疾病的特性。我的病人是一位45岁的绅士，由其妻子陪伴着去参加肌肉紧张综合征教学研讨会，在研讨会上，我介绍了很多肌肉紧张综合征等同物。几周后，我收到了他的一封信，信中说，困扰他过去25年生活每一天的胃部症状消除了。他理解并接受了心理性原因的原则，并且将其运用到自身症状中，于是他康复了。

胃部疼痛的另一个原因是幽门（胃的远端开口处的肌肉组织，起括约肌的作用，阻止或者允许食物从胃部流进小肠）痉挛。幽门痉挛也是肌肉紧张综合征的等同物。

下消化道疾病

腹泻或者大便频繁一直以来都与“紧张”联系在一起，或者说，有一个“紧张的胃部”。医生一般会对大便不规律、腹痛、腹绞痛和胀气等症状作出痉挛性结肠、大肠炎、肠易激综合征的诊断。所有这些和便秘一样，在很大程度上是由心理原因导致的。

像肌肉紧张综合征一样，胃肠疾病是由自主神经系统引发的。很多症状都是下消化道的正常运动改变的结果——主要与运动频率有关，当下消化道运动增加时，大便疏松；当运动减少时就会便秘。运动是指肠的蠕动行为（肌肉收缩），推动固体物质向前走。如果蠕动完全停止，或者肠痉挛，疼痛症状就会产生。

所有这些改变都是在第一章描述的心理过程的结果。

循环系统的疾病

紧张性头痛，偏头痛，雷诺氏病

紧张性头痛和偏头痛是非常常见的疾病，而且二者容易混淆，因为单边的、严重的头痛，经常伴随着恶心、呕吐。这些是偏头痛的特征，但是经常伴随严重的紧张性头痛出现。虽然它们很相似，但是偏头痛病人在头痛开始之前通常都经历视觉现象——医学上称为闪辉性暗点，通常在周边视野中出现令人痛苦的、闪闪发光的锯齿形线，大概会持续15分钟。

紧张性头痛被划分为循环系统疾病，是因为它被认为是由头皮肌肉局部缺血导致的，就像肌肉紧张综合征源自姿势肌肉、神经或者肌腱的局部缺血一样。

另一方面，偏头痛被认为是由在大脑内部的单一血管的突然收缩导致的。这听起来很可怕，但其实它很少导致比头痛更严重的问题。

我自己多年以前的偏头痛经历使我清楚地认识到心理性因素与偏头痛之间的关系。作为年轻的家庭医生，日常工作和客户家庭带来的压力和紧张每天都如影随形，我遭受了6年的偏头痛。一位同事告诉我，他看到一篇医学论文上说，偏头痛是被压抑的暴怒的结果。因为我已经提出了心理因素在日常医疗问题中很常见的结论，我接受了他告诉我的观点。当下次偏头痛开始的预兆——“亮光”出现时，我坐了下来，并且思考我可能正压抑着什么愤怒。几年之后，我清楚了自己压抑的是什么愤怒，但是，那个时候，我没有任何办法去消除那个愤怒。尽管如此，让我吃惊的是，头痛再也没有发生过。虽然直到今天我眼前仍持续出现“舞动的亮光”，但是再也没有过偏头痛。这“亮光”告诉我，我正在压抑愤怒，有时，我需要努力思考才能找出愤怒的原因。大多数时候，原因是很明显的。

从这一经历中，我学到了非常重要的一课，这一教训适用于肌肉紧张综合征，也适用于它的所有等同物：很多病例仅仅需要知道症状可能是由情绪性因素导致的就足以阻止症状的发生。我并不知道我潜意识的愤怒为了什么，但是我愿意接受一些心理原因该为我的头痛负责的观点。而就是这样一个看法便永久地阻止了偏头痛的出现。

当开始做肌肉紧张综合征诊断时，虽然我并没有将其与我的偏头痛经历联系在一起，但遇到了同样的事情。我会告诉病人他们的背部疼痛是由压力和紧张造成的，如果能接纳这一观点，他们就会好转。多年以来，虽然我知道这个方法很有效，但不知道为什么会有效——本书的第一部分和第三部分有解释。但是观察数据的意义不应该被遗忘：身体症状由思想过程所激发。这并非不可思议的事情。通过将一个人的注意力从身体领域转移到心理方面，身体症状就消除了。我个人曾经将此方法运用到我的偏头痛、花粉过敏、肠胃症状和皮肤反应。我的病人陈述同样的经历，他们的配偶也是。

最后一个循环系统疾病，雷诺氏病，是指间歇性双侧手指或脚趾缺血性发作，有时也见于耳和鼻。病人发作时，肤色严重苍白，常伴有感觉异常和疼痛。它是心理性原因导致的自主神经系统对寒冷的过度反应，通过抑制四肢的血液循环去保护心脏。这是自主神经系统对情绪刺激过度反应的另一个例子。

皮肤病

我认为很多皮肤病，像痤疮、湿疹、荨麻疹和牛皮癣都是情绪性因素导致的。当然，这是一个不被大多数从业的皮肤病专家接受的观点。

皮肤病专家在实验室中做的研究倾向于支持我的论断。宾夕法尼亚大学医学院皮肤科的研究者发现，细胞的炎症反应与大脑因子的潜在联结常见于很多皮肤病中。据这个部门成员发表的一篇文章称："这样的一种联结在常见的可以观察到的很多皮肤病的恶化中具有临床意义，诸如由情绪性压力所引发的牛皮癣和遗传性过敏症。"虽然情绪状态和特定皮肤疾病联结的直接证据还没有发现，但是这样的研究提供了令人信服的证据——这样的发现一定会实现。

我的临床经验显示，这些身体疾病中的情绪压力并不一定是外在原因的结果。也可能是内在过程引发了强烈的无意识心理认为是危险和具有威胁性的情绪，因此必须被压抑。正如本书第一部分介绍的那样，身体症状在压抑过程中起作用。

皮肤病研究最近关注的内容是极其重要的，因为它开始缩小心身关系的差距——宣布思想和身体是分离的客体对彼此都没有好处。

免疫系统疾病

医学家慢慢地提出情绪和各种身体系统之间存在重要联结的观点，比如神经内分泌网络和免疫系统。对免疫系统感兴趣的研究者已经做了一些最激动人心的工作。《新英格兰医学杂志》上的一篇论文称："已经很好地证实了中枢神经系统影响免疫系统，并且提供了情绪状态影响疾病过程以及免疫功能的机制。人类的情绪性因素是否能影响自身免疫疾病、癌症和感染的过程是一个激烈的研究主题，至今没有得到满意的解决。"

随后，我会讨论自身免疫疾病和癌症。现在，我们一起来看看一组良性疾病，它们是情绪如何影响免疫功能的例子。

过敏症

在对花粉、灰尘和霉菌的过敏反应中，免疫系统对外来物质过度反应，导致众所周知的眼睛发痒、打喷嚏、流鼻涕和鼻塞等症状。哮喘具有类似的原因，虽然情绪可能通过收缩细支气管、制造哮鸣音和呼吸困难，对呼吸机制施加直接作用。

婴儿的过敏反应具有不同的过程机制，但原因未明。

另一个免疫系统过度活动的例子是荨麻疹。大多数时候，它由发痒的肿块组成，但可能是大规模的、伴随着大面积的皮肤和皮下组织肿胀。有时候，荨麻疹被当作过敏反应的一部分，会导致呼吸困难和周围循环衰竭。单独的荨麻疹和过敏被认为是对我们人类自己吃的食物或者昆虫注入的物质（比如蚊虫叮咬）的反应。医学教科书告诉我们，这些反应都是过敏症，但是没有说明引发过敏症的原因。

人们对注入体内的外来物质可能会有相反的反应。1974年，《医学界新闻》称，一位克利夫兰的放射线学家已经得出结论，对肾脏系统进行X光照射时注射的染料产生的过敏反应（恶心、呕吐、荨麻疹和有时会有生命危险的过敏反应）实际上并不是过敏，而是情绪性的，是由“广泛而非理智”的恐惧引发的。拉里博士发现，他能用一种“镇定、自我肯定的方法，通过轻松的行为和随意的聊天”来缓解病人的恐惧，并且，他能够毫无困难地重复操作尿道造影术检查。后来，拉里博士在《放射学》杂志发表了一篇论文证实他的实验。

我自己患荨麻疹的经历也是具有教育意义的。1943年参军之后，我志愿加入了空军。当时，我正在阿拉巴马大学参加职业培训，在一架轻型飞机上接受十小时的飞行指导。一天早晨醒来，我发现满脸荨麻疹。通过检查，军医发现我对大量食物过敏。随后，我小心谨慎地避免所有这些食物，但是我的荨麻疹依旧。因为分组（作为飞行员、领航员和炮兵），我们移动到得克萨斯州的一个哨岗，在那里，我们被通知空军已经选定了他们需要的人。我们所有人又被遣送回原地，而我照旧回到医学部。荨麻疹的发作随之停止。

我的经历是上述我们已经讨论的两种思想的最好例证。

我的意识希望打击纳粹，而我的无意识心理的反应却是：“你没认识到在战斗中飞行是很危险的吗？你疯了吗？”心理事件累积到一定程度就以荨麻疹的方式出现。

在测试中起过敏反应的食物有作用吗？对蚊虫叮咬有严重反应的人可能会问同样的问题。显然，它们之间有一定的关系，但是叮咬或者食物很显然并不是原因，它们只是这一症状产生过程的一部分——无意识情绪促使免疫系统对食物或者黄蜂螫伤做出反应。

持续了解过敏反应的细节以及免疫系统如何运作是重要的。免疫系统是非常复杂的系统，我们一定要小心谨慎，不要将这个错综复杂的机器本身与促使这个机器发生作用的原因错误地混淆在一起。电流使发电机运转，但发电机并不是电流的一部分。

现代医学研究疾病的细节，但是拒绝承认无意识情绪的运作过程作为其原因。当主流医学真正研究心理作用的可能性时，它倾向于接受感知到的诸如焦虑和抑郁这样的情绪，并且依赖心理指标来归类人群。不幸的是，感知到的情绪和状况不能告诉我们任何有关无意识中正在发生什么的信息。

如果在我患荨麻疹期间有人让我做一份人格测验，他们不能从中获得任何信息。我那时是一个年轻人，满怀雄心地希望去打击敌人；我真的享受飞翔，并且我既不焦虑也不抑郁。另一方面，有人认为一个分析流派的精神病学家或者心理学家能够很快发现大脑中正在发生的引发荨麻疹的情绪性原因。但是，并不是每一个人都需要心理治疗师去发现当他们患上肌肉紧张综合征或者是它的等同物时大脑中正发生着什么，大多数人们需要的只是简单的知识。每个人都会产生无意识情绪，有时，这些情绪足够痛苦以致激发身体症状。

感染

如果说过敏是免疫系统对情绪性因素过度反应的结果的话，那么，还有一种情况就是免疫系统对情绪性因素的不充分反应——表现为对传染源的一种不充分或者特异反应。经常感冒或者尿道感染，复发性单纯疱疹，真菌感染，前列腺炎，痤疮，都是对外来入侵者免疫反应不充分的例子。

感染可能比过敏反应更常见，但是很少被看作是心理性的，因为我们已经很习惯于只从引发感染的感染源的角度去考虑疾病。感冒是由病毒引起的，跟流行性感冒和许多其他疾病一样。咽喉痛是由一种病毒引起的——有时候有像链球菌这样的细菌，有时没有；脑膜炎是由多种有机体引发的，肺炎也是由另外一些病菌导致的。我们采取措施避免与病菌接触，接种疫苗保护我们自己免受病菌侵害，并且研究抗生素去杀死它们。这些都是医学上的好点子。

虽然我们尽全力去避免疾病，但是没做任何事情去提高免疫系统的功能。要知道，有没有抗生素以及是否将其扼杀在萌芽状态这些都不是最关键的。最终，要靠免疫系统去战胜感染——这是你身体的防御部门。它的武器包括化学物质及与感染源衔接在一起并使其无效的精巧装置，以破坏入侵者或者将其吞噬的细胞。免疫系统是非常令人惊奇的，在它形成约57000万年之后，我们似乎不应该怀疑它的有效性。

我的临床经验表明，情绪可以提高、更改或者降低免疫系统的作用。这些过程的科学性尚未被解释，它们正等待被研究。

Epstein-Barr症

Epstein-Barr症是一种以疲乏和各种全身疼痛或身体局部疼痛为特征的疾病。这一病症的名字起源于这样的事实：患有这些症状的一些人被发现其血液中的Epstein-Barr病毒抗体滴定量升高。Epstein-Barr病毒是引发传染性单核细胞增多症的原因，很有可能我们所有人的血液中都存在这种病毒抗体。我的很多肌肉紧张综合征病人称曾经有这样的滴度升高，而且他们也曾经被告知为患上了Epstein-Barr症。

增加的证据表明Epstein-Barr病毒抗体滴定量受心理过程的影响。1994年发表在《临床和咨询心理学杂志》上的一篇论文称，有机会写出或者说出自己过去一直被压抑的情绪的人们，他们的Epstein-Barr病毒抗体滴定量会降低。在另一项研究中，写出他们对一件压力事件的感受的人们，他们血液中的淋巴细胞数量会增加——淋巴细胞是对抗感染的免疫系统细胞之一。这些研究清楚地指明情绪在调节免疫系统功能中的作用。

这一发现对于公共健康极具重要性。以Epstein-Barr症为基础的瘫痪索赔从1989年到1994年增加了320%。这一症状似乎是免疫系统故障（引起抗体测度升高）和肌肉紧张综合征症状的综合，二者都可以归结为本书第一部分所描述的情绪性过程。

泌尿生殖系统疾病

也许最常见的泌尿生殖系统疾病就是尿频，特别是在夜间。根据传统医学的智慧，夜尿症是可以预测糖尿病、心脏病、肾脏疾病或其他更异乎寻常疾病的显著症状。因此，它应该被医生仔细检查。但大多数情况下，并发现不了什么问题。在这样的情况下，你可以假定这些症状是由心理性因素导致的，特别是如果你曾经有过其他心因性过程的历史，比如肌肉紧张综合征或者消化道疾病。

下尿道频繁感染在免疫系统部分已经提到过。如果必要，它们应该采用抗生素进行治疗。但是，好的治疗措施中应该关注心理性的因素，因为它们是感染的基本原因——降低了免疫系统的有效性，进而允许感染源在体内扎根。

前列腺炎经常是由压力因素导致的。它包括诸如不舒服、轻微疼痛以及排尿时灼痛等症状，但经常检查不出来感染。泌尿科医生也知道缺少力比多和各种形式的阳痿可能是心理原因导致的。因此，很少能为阳痿找到身体原因也就不足为奇了。

心脏机能疾病

这种类型的肌肉紧张综合征等同物与心率和心律的析光差有关。

阵发性房性心动过速的特点是心脏跳动频率突然变得非常快。按照我的经验，它是由某种情绪状态促成的。在心跳频率不能自主恢复正常的时候，医疗上需要采取措施将心率带回到正常水平。

以我个人患上这一疾病的经验判断，异位或者稍快的心跳是非常正常的。至于原因，则更多应归于微妙的无意识情绪。异位或稍快的心跳总是应该被评估以排除心脏病的可能性。虽然大多数时间是安静的，但它们会发生在剧烈的身体活动期间。另外，二尖瓣脱垂患者的心跳异位有时会被错位地归结为心瓣脱垂——只有都是压力因素导致的情况下，二者才会联系在一起。本书后面的有关章节会更多谈及二尖瓣脱垂。

混杂的疾病

低血糖症

低血糖症是另一种心因性原因很难被证实的疾病。我只能以自己的一些切身感受来论证低血糖症是由情绪性因素导致的观点。我多次经历过低血糖症但从未持续很长时间，因为我意识到它的原因。改变饮食，虽然不能根治低血糖，但是经常促使其缓解。

头晕眼花

虽然头晕眼花经常被归结为半规管感染，但依据我的经验，大多数头晕眼花病例，包括真正头晕的人们，都是由压力导致的。自然，头晕眼花应该通过恰当的专科医生进行检查和诊断，但是，当没有发现其他原因（通常都没有），真正的原因就显而易见了。不幸的是，认识不到这一疾病的心理特性经常导致治疗无效，并且使症状持续。治疗方法肯定是无害的，但是却让病人建立了这样一种观点：感染源导致了头晕眼花，因此他们就会允许大脑继续使用这一转移物。我有很多病人，在他们了解到他们的头晕眼花是由心理性原因导致的之后，症状就逐渐消失了。

耳鸣

这是一种非常痛苦的疾病，通常是指“耳朵里有鸣响”。它可能是耳病或者神经性疾病的信号，因此有必要让相应的专科医生进行彻底检查。如果没有发现其他原因，那么就可以安全地假设它是肌肉紧张综合征的等同物。很多肌肉紧张综合征患者称，在过去的某段时间里曾经患有耳鸣，但当他们的背部开始疼痛时，耳鸣就停止了。这很难不作出它与肌肉紧张综合征服务于同样的心理目的的结论。

慢性疲劳综合征

这是持续困扰医学界的一种疾病，既无法界定也无法确定它的病因。疾病让患者疲乏，出现非特异性的疼痛和慢性感染，但找不到这一疾病的实验室证据和身体征兆——这些都使得医学界沮丧和无助。难以集中注意力、情绪困扰和抑郁是很多慢性疲劳综合征患者的典型表现。这一问题的研究者声称，《心理疾病诊断和统计手册》（第四版）中没有作出诊断用以判定患有慢性疲劳综合征的人们，这意味着它不是一种心理疾病。

无论是精神病领域还是非精神病领域都拒绝慢性疲劳综合征是心理性疾病的观点，正如我前面所说，“心身”一词没有出现在《心理疾病诊断和统计手册》（第四版）中。除了转化症状（现在很少见了），医学界不相信无意识现象会导致身体症状。因此，从业医生注定依然找不出诸如慢性疲劳综合征和Epstein-Barr症这样疾病的原因。慢性疲劳综合征、纤维肌痛和肌筋膜痛方面的研究确定了这些疾病的相似性，之所以会有这样一个很好的解释，是因为他们的病因都是一样。

对慢性疲劳综合征所有方面的一个综合回顾——作为皇家学院内科医生、精神病医生和全科医生三类人员组成的联合工作组的工作报告于1996年10月出版。他们综合了出版研究中的有关资料以及自己的临床经验，探讨了慢性疲劳综合征的定义、可能原因、用于病人的诊断测试以及治疗方法。

这一工作组不能将一个疾病过程（比如感染、癌症等）界定为可能原因，但是发现超过半数的慢性疲劳综合征患者有一个或多个下列症状：抑郁、失眠、不能集中注意力、焦虑不安、无价值感、内疚、有自杀倾向、胃口或者体重变化。另外，有25%的人患有焦虑症。调查问卷中称之为躯体化障碍，它们是与焦虑和抑郁紧密相关的身体症状。

报告强调，从业医生一定要接受这些症状是真实的，而不要认为是病人假想的或者过分担心自己健康导致的。对此，最有希望的治疗方法是逐渐增加身体运动和认知行为治疗。认知行为治疗是心理治疗的一种形式，其目的是：增加活动，减少回避行为，提高自信和对疾病的控制，重塑对疾病的认识，与焦虑和抑郁相抗争，寻找可能导致活动能力丧失的潜在思维模式和观念。

虽然并未完全切中要害，但是这篇报告是一个重要的文献。它指出心理是慢性疲劳综合征的主导因素，这为探索该疾病的原因和治疗方法指明了方向——从业医生应该认识到，心理的和身体的症状都有可能是强烈的无意识情绪的结果；疼痛、疲乏、焦虑和抑郁是所有的症状；治疗方法应该是认知-分析疗法。因此，一定要找出抑郁和焦虑的真正原因，否则你不可能打败它们。一旦病人直面导致他们的症状的无意识情绪，症状就会消失。

痉挛性发音困难

痉挛性发音困难是由声带痉挛导致的声音疾病。多年来，它一直被认为是由心理性原因导致的。但是，同很多其他疾病一样，这一问题的现代研究者认为大多数病例是神经性的，也就是说是大脑疾病的结果。但一些病例依然被诊断为心因性的，然而，在其他一些病例中原因就不清楚了（比如先天性的）。

痉挛性发音困难有两种主要类型：

内收肌式，这种情况是声带几乎保持紧闭，进而引发一种紧张的、挤压式的、不规则跳动的发音；另一种是外展肌式，声带一直保持张开以致声音听起来带着呼吸声，或者发音间歇性地消失。

我曾经医治过少数几个痉挛性发音困难的病人，他们都有背部疼痛症状。我认为大多数痉挛性发音困难病例是心因性的，但实际上并没有做出这样的诊断，原因是患痉挛性发音困难的人并没有遭受过任何明显的心理问题——重要的情绪都被压抑在无意识中。

研究诸如肌肉紧张综合征和痉挛性发音困难症的难点就在于心理测量并不能揭示被压抑情绪的存在。可以理解的是，那些非常痛苦和极其不受欢迎的情绪都被深深地压抑在无意识中，很难去触及。

发表在《疾病交流》上的一篇优秀论文显示了这个研究问题的存在。该论文作者发现，18个痉挛性发音困难症病人中有10个人要么焦虑，要么抑郁，并有5人既焦虑也抑郁。除此之外，痉挛性发音困难症病人与控制组的病人相比，更多的人会抱怨身体症状。控制组的病人于他们在年龄、性别以及是左利手还是右利手的问题上都进行了匹配。

从我的优势来看，该研究没有揭示任何一位病人患痉挛性发音困难症的心理原因，因为它不能揭示什么被压抑在无意识中。在10个病人中发现了焦虑或者抑郁显然是某个深藏在无意识中的更基本问题的反应，正是这一问题引发了焦虑和抑郁。

分析取向的心理学家和精神病学家在“没有产生可观数据去支持他们关于心身疾病的结论”方面备受批评。不幸的是，大多数心理测量都是无用的，因为它们测量到的与问题本身并不直接相关——很多病的诊治只能通过娴熟的治疗师来操作。虽然我确定设计出心理测量问卷对人来说是件好事，但我依然不能想象一份心理测量问卷能够与资深治疗师做同样的事情。

另外需要补充的一点是，心理性因素引发的身体疾病大部分是少见的，但是同样是难治疗的。例如，不能确诊的眼科疾病、嘴唇干燥症和特异性喉炎都是心因性疾病。我认为，身体中没有哪个器官或者系统能够对心因性疾病免疫。

有一点很重要，要避免轻易下结论：因为情绪被牵连进病因，所以病人是想让他们自己生病。这比因为自己让细菌进入身体而感到愧疚更不合逻辑——患有心因性疾病的人并不是有意让自己生病或者假装自己不舒服。我们看到的是很多复杂过程的相互作用，既有心理的也有身体的，超出了意识的觉察和控制。我们知道，很多基因和环境的因素集结在一起的最后产品称之为人格。人格的发展形成是极其复杂的过程，而我们对此才刚刚开始理解。对于情绪性因素导致的疾病感到愧疚是既没有意义也不合理的。心怀愉悦地去了解一个人的情绪情感以及它们是如何导致身体障碍的，这就是治疗——这就是我在诊疗肌肉紧张综合征及其等同物过程中学到的经验。

刚刚在“肌肉紧张综合征及其等同物”标题下描述的疾病毫无疑问在西方世界的医学疾病中占了相当大的比例。对这些疾病的恰当诊治会减少很多苦难，同时也能减少让现代社会不堪重负的医疗服务的巨大开支。

第八章

情绪会在其中起作用的疾病

多年来的研究和观察数据已经表明，情绪可能在癌症的病理以及形成过程方面起作用。

情绪和肌肉紧张综合征及其等同物之间存在清晰并且直接的关系，在本章中，我们只讨论参与疾病产生的无意识过程的提示性观察数据。因为它们更严重，并且经常危及日常生活。情绪可能是重要的病理学原因这一观点引发了激烈的研究。我认为，现有的有关这些疾病的大量研究是有缺陷的，因为这些研究没有考虑到情绪导致这些疾病发生的可能性，因此在研究设计中没有包括情绪因素。最近的研究让我们关注到，大脑密切地参与在之前认为是自主运作的各种身体系统的活动中。然而，只在情绪影响到自主免疫疾病、癌症或者感染产生的过程而不是作为原因时，研究者们才会考虑到这些情绪因素。

自主免疫疾病

与肌肉紧张综合征及其等同物相比，自主免疫疾病是以组织的病理性改变为特征的，这一改变几乎是永久性的。这是特别残忍的，因为组织破坏过程发生在身体内部，因此目标是自己。自主免疫疾病似乎是免疫系统中恶性机能失灵的例子。

这类疾病包括风湿性关节炎、多发性硬化、糖尿病、格雷夫氏病（是一种自体免疫疾病，患者体内的免疫系统会攻击自己的甲状腺，导致甲状腺肿大）、结节性动脉周围炎、红斑狼疮、重症肌无力、溶血性贫血、血小板减少性紫癜、恶性贫血、特发性阿狄森病、血管球性肾炎、干燥综合征、急性感染性多发性神经炎以及一些不育症病例和大量的其他疾病。这些疾病，本书不做具体介绍。

相当多的研究证明了大脑有多种途径调节免疫系统。比如，受下丘脑控制的脑下垂体分泌多种激素直接或者间接地影响免疫系统，反过来也受更高水平的大脑（下丘脑前部）的影响，这些都与思想和情绪有关。

在《疾病解剖学》一书中，诺曼·卡津斯描述了他患风湿性关节炎的经历，这是一个经典的自主免疫疾病。当他的病情持续恶化，决定为了自己自我诊治时，他回想起沃尔特·坎农有关身体智慧的工作，特别是海恩斯·斯纳的观察数据表明，诸如沮丧或者被压抑的暴怒之类的情绪因素能够导致肾上腺素耗竭。对此，我们从现代的研究中可以知道，情绪可以显著地削弱免疫功能。卡津斯运用他称之为的“积极情绪”来治疗自己，去抵消“消极情绪”的作用。为了康复，他也服用大剂量的维生素C，但他也承认服用维生素C可能只是安慰剂效应。

卡津斯的书和他发表在《新英格兰医学杂志》上的一篇论文给那个时代的普通大众和医生留下深刻印象——寻找采用其他治疗方法的从业医生的运动已经开始了。历史上，有很多医生知道思想的力量。卡津斯一定被告诫过不要做出这种转变，但是，大多数医学持续遵循机械的诊断和治疗方法——这些都是他极力反对的。主流医学界还没有认识到美国的另类医学运动反应了传统医学在有效处理多种疾病中的失败，疼痛症状就是最好的例子。

1999年4月出现在《美国医学协会杂志》上的一篇关于身体利益的文章中写到风湿性关节炎和哮喘病人的压力经历，可以被看作是希望的微弱迹象。这篇研究与第七章中提到的报告类似，在那份报告中写到，情绪困扰情境导致Epstein-Barr病毒抗体滴定量降低。根据我们的分类，哮喘是肌肉紧张综合征的等同物，但是风湿性关节炎是一种自主免疫疾病，并不是肌肉紧张综合征的等同物。这进一步证明了情绪因素在自主免疫疾病的病理中起作用。被编辑冠以“情绪表达和疾病结果”题目的这一项研究是对未来医学发展保持乐观态度的基础，这一研究表明，美国医学界已经开始意识到情绪和身体疾病之间的关系。

心血管疾病

高血压

虽然我只有少数几个病人在疼痛消失之后出现了高血压，但是基于很多原因，它并不属于肌肉紧张综合征的等同物。

首先，这是一种没有症状表征的疾病。人们并不知道他们得了高血压，除了在少数的情况下。通常，直到他们的高血压发作才会发现。因此，起不到转移注意力的作用，回避策略也没有起作用。

第二，高血压会导致诸如动脉粥样硬化和心脏肿大这样的严重疾病，因此，它是与肌肉紧张综合征及其等价物类别差异很大的疾病。

最后，一些高血压病例被专家认为是先天性的，这不适用于肌肉紧张综合征或者它的任何一种等同物。而其他一些病例是由诸如肾脏疾病或者肾上腺瘤（比如我们知道的嗜铬细胞瘤，这是一种交感神经系统的肿瘤）这样的专科疾病所导致的。

即使不是肌肉紧张综合征的等同物，也有证据表明，一些高血压病人出现的病症是心因性的。在纽约康奈尔医学院心血管中心的一位内科医生塞缪尔·曼下结论说，被压抑的情绪和“不被意识感知和通告的压力”在很多高血压发展过程中起着主要作用。他的发现令人激动，这代表了身体医学领域的一种突破。最终，像曼博士和我这样的身体医生一定要认识到身体疾病的心理特性。因为，身体症状是我们主治的领域，不是精神病学家研究的对象。精神病学家诊治的病人只代表了心身症状人群的很少一部分，但我们认为心身症状会在每个人身上发生。

由彼得·史诺博士领头的同一心血管中心的另一组研究人员结论性地证明：高血压与工作压力有关。并且研究人员判定，“缺少控制”是特定的因素。不难想象，这种缺乏控制的情绪转化成了无意识的暴怒，自动地被压抑，并且因为一些明显的原因不能被表达出来。

高血压似乎是比肌肉紧张综合征及其等同物更严重的疾病，但并不如其他的心血管疾病、自主免疫疾病或者癌症严重。从心理学上来说，有人会假定高血压病人的身体病理比肌肉紧张综合征患者复杂，但是比不上患更严重疾病的人。我再次澄清一下，这可能与暴怒的重要性以及被压抑的深度有关。暴怒压抑得越深，患严重疾病的可能性越大。当然，这个观点只是一个理论假设。

动脉硬化、动脉粥样硬化

这些都是集结在动脉内壁上的脂肪沉积的称号——有导致动脉窄化和堵塞的可能性。如果这种情况发生在大脑内部，更是火上浇油；在心脏，可能是包括心肌梗死这样的各种反应。出现硬化的话，身体内部任何一处的动脉都可能被影响，导致诸如腿部血液循环疾病、肾脏疾病或者失明等各种各样的问题。

是否会动脉硬化以及动脉硬化的速度有多快取决于几个因素，包括遗传、易患病的体质、饮食、是否有糖尿病、锻炼量和情绪等。

梅耶·弗雷德曼和雷·罗森曼博士在他们的著作《A型行为和你的心脏》中指出，心理性因素可能在冠状动脉粥样硬化形成过程中起作用。将一些人划分为A型人格几乎是文化的一部分。这本书指出，A型人格的强进取心、工作成瘾、好斗、富于竞争性、敌意等特征在一定程度上促使冠状动脉粥样硬化的形成。进一步的研究表明，敌意是这些人格特质中最重要的一个。因为敌意有可能是内在暴怒的对外表征，所以将暴怒看作主导的病因是合理的推论。A型人格特质和那些导致肌肉紧张综合征及其等同物的特质很相似。

1990年发表的一项研究进一步验证了情绪因素在冠状动脉粥样硬化形成过程中的重要性。加利福尼亚大学医学院的迪恩·欧宁什及其同事证实，如果病人坚持参加压力管理活动（包括特定饮食、冥想、放松、意象和呼吸技巧）和中等强度的有氧运动，冠状动脉粥样硬化中的动脉硬化和小半鞘翅经过几个月的时间可以被消除，并且，在他们冠状动脉中的硬化在减少。在我看来，对心理因素的关注是冠状动脉硬化减少的主要原因。

如果在冠状动脉粥样硬化中，情绪因素是动脉硬化的主要原因，那么我们就可以得出这样的结论："情绪因素在身体任何一处的动脉硬化产生过程中都起作用。"

二尖瓣脱垂

这是一侧心瓣的有趣且诡秘的结构异常。它似乎是无害的，因为它不妨碍正常的心脏功能。随着时间的流逝，它会发生变化，在一些人身上则会完全地消失。

研究已经发现，这一疾病似乎是自主神经系统活动的结果，就像肌肉紧张综合征及其很多等同物一样。1987年10月3日《柳叶刀》上一篇未署名的文章，综述了将交感神经系统和二尖瓣脱垂联系在一起的医学文献，并注意到在焦虑症患者中有类似的自主神经功能失调。我认为与焦虑和二尖瓣脱垂联系在一起的化学改变都是无意识情绪现象的结果，也许，被压抑的暴怒是这两种看起来完全不同的疾病的共同原因。再次申明，心理因素促使化学变化，反之亦然。

另一项研究注意到，二尖瓣脱垂在纤维肌痛病人存在高发病率，而纤维肌痛是肌肉紧张综合征的一部分。

以我的经验来看，虽然通常都将二尖瓣脱垂假定为心律不齐的原因，其实不然。它们都是心因性的，因此，是同时存在的。二尖瓣脱垂病人可能在很长一段时间里心率规则，二尖瓣脱垂却一直存在。

癌症

多年来的研究和观察数据已经表明，情绪可能在癌症的病理以及形成过程方面起作用。任何对这个主题感兴趣的人我都建议他们去了解劳伦斯·雷山、肯尼思·佩尔蒂埃、卡尔·西门顿、史蒂芬·洛克、莉迪亚·提摩萧的工作。洛克博士与道格拉斯·卡勒根合著的《内在治疗师》对这些年来这一领域工作做了极好的回顾。

有大量的证据说明心理因素在癌症的起源及其后续发作过程中起着某种作用，但到底是起什么作用还没有精确地定论。

所有的人类都有可能定期地产生赘生物，但是免疫系统将其看作不受欢迎的实体，并且迅速地消灭它们。在癌变的早期阶段，赘生物还仅仅是少量的恶性肿瘤细胞时，情绪是否参与其中了呢？这是一个需要通过癌症研究来解决的问题。

免疫系统没有发挥其应有的作用，癌细胞不断复制自己，于是肿瘤就长大了——情绪在这个第二阶段起作用吗？在《内在治疗师》一书的“癌症和思想”章节中，洛克和卡勒根介绍了莉迪亚·提摩萧对于恶性黑素瘤病人的研究。她和她的同事发现，大部分病人具有成为好人的强烈需要。他们从不表达愤怒、恐惧或者悲伤，他们倾向于关心所爱的人甚过自己。消极情绪是不被允许的，这多么有趣。我认为，很多肌肉紧张综合征病人具有相同的人格特质。为什么他们得的是肌肉紧张综合征而不是恶性黑素瘤呢？

我提出的理论是：在癌症病人美好的外表下面的巨大愤怒，既是想要成为好人的强迫需求的结果，也是这一需求产生的原因。正如本书第一部分所描述的一样，取悦他人的欲望激怒了本我，与此同时，脑中的“父母”在说：“从内在来说，你是一个令人讨厌的愤怒的人，你最好变得好一点。”我们一定习惯自己的这种思想了，大脑意识是经常彼此争吵的思想和情绪的混合物。这个时候，它不是我们所希望的简洁、条理分明、有逻辑的器官。

还有其他心理因素与癌症有关，心理学家多年来将它和抑郁症联系在一起。精神创伤生活事件经常是癌症的先驱。一些癌症病人在情绪上是受抑制的，另一些人感到无望和无助，并且很多病人都有不良亲子关系史。所有这些，都在患有肌肉紧张综合征或者其等同物的病人中观察到过。再次，我想大家思考一下，肌肉紧张综合征患者经历了类似的生活事件，可为什么他们的疾病过程是无害的，而癌症则不是呢？

肌肉紧张综合征理论的本质是说，生活的很多方面都是压力的源泉，正如本书第一部分所描述的一样，这些压力导致了内在的暴怒。完美主义、“好好先生”和暴怒的心理动力学上的交互作用是一个例子。压力生活事件激发了潜意识中的暴怒，婴儿和童年时期的糟糕养育和虐待有时则会导致永久性的暴怒。

根据肌肉紧张综合征理论，累积的暴怒导致的结果——无论是肌肉紧张综合征或者其等同物、自主免疫疾病、心血管疾病还是癌症，都是巨大的愤怒及其被压抑的愤怒的力量的反映。经历重大个人丧失的人——比如他们所依赖的父母或者配偶去世，在心理上可能会产生大量的愤怒，足以引发癌症——与癌症相关的很多心理性病因都包括内在的愤怒。在我看来，内在的愤怒是导致各种心身反应的共同原因，只是有些反应是良性的，有些是恶性的。显然，一个致力于消除心身疾病过程的心理治疗师，一定要采取措施消除愤怒的根源，而不是愤怒本身。

诊疗肌肉紧张综合征的经历让我获得了为这一主题创建理论的独一无二的机会。在我成功诊疗的很多病例中——那些疾病显然是由被压抑的愤怒导致的——我教导病人去了解这一事实。并且，如有必要，会与心理治疗师合作。在本书的第三部分将会看到，85%~90%的病人不需要心理治疗就能成功治愈。我的治疗方案是否适用于自主免疫、心血管和癌变疾病尚待研究——基本原则可以运用。但是，治疗这些比肌肉紧张综合征更加严重的疾病，过程会更加艰苦。

这让我想起了最近在《时尚》杂志上看到的一个有关癌

症治疗的奇迹。埃利斯·艾普斯顿被诊断出患了恶性肾脏癌症，并且被告知时日不多了。她拒绝医生的这种预测，开始仔细审视自己的生活，并且参加心理治疗。她活下来了，并且在一本书中分享了她的经历。

在此提一下，诺曼·卡曾斯和其他人已经研究这一过程很多年了。

许多有待回答的问题和谜团，将在心身医学领域被解开。比如，当愤怒被较深层地掩藏起来的时候，是什么让大脑做出选择癌症还是心血管或者自主免疫疾病的决定呢？确定每一个病例中的生理学发病过程比确定为什么是癌症、为什么是风湿性关节炎或者冠状动脉粥状硬化更容易一些。

智人代表了进化的最终状态，至少在这个太阳系中是这样。我们这个种族最值得骄傲的就是我们的大脑，它已经非常卓越了。仅仅选取它的两种能力——语言和创造性思想，其内在就是如此特殊和错综复杂，以致直到今天我们依然不知道它们是怎么实现的。

情绪的研究也还处在摇篮之中，以至于很多医学家还不能意识到情绪对身体功能的影响。本书的目的，就是将人们的注意力吸引到情绪与身体的联系上去。

第三部分

心身疾病的治疗

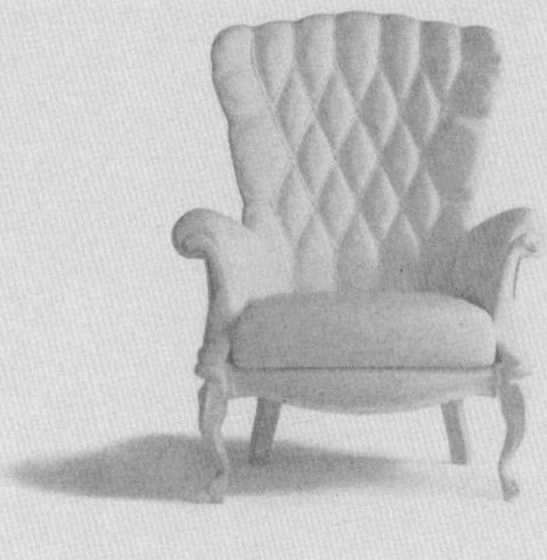

第九章

用知识的力量打败疾病

我们每一个人都拥有自我治疗的潜在力量，我们真的比我们以为的强大。

既然选择看这本书，那么你一定遭受了数周、数月或者多年的疼痛和疾病。对于肌肉紧张综合征的诊断来说，时间的长短并不重要。另外，你的疼痛症状可能由一次身体意外或者损伤开始，并反复出现，这一事实也不重要。

想一想你初次来我这里就诊的情况。你的疼痛也许是在腰背部，伴随着一条腿或者两条腿的任何一个部位的麻木、刺痛或者虚弱无力。也可能是胸背部或肩背部疼痛，或者是颈部、肩部有疼痛，同时伴随着一两只手臂或手部的麻木、刺痛、虚弱无力的感觉。还有可能是肩部关节、手肘、腕关节、手指、臀部、膝盖、脚踝、足面、足底以及身体的一侧或两侧都有症状。

所有这些都是肌肉紧张综合征的常见症状。

疼痛可能在白天或者夜间更糟糕。也许，当你早晨一醒来准备起床的时候最严重。随着一天的推进，疼痛慢慢缓解；或者，早晨起床的时候，你的状态最好，随着一天时间的流逝，疼痛慢慢增加，以某种方式坐、站或者走路会加重疼痛。你也许害怕弯腰或者提重，如果不能做这些事情，那么，你也无法开展你的工作、奔跑，无法从事任何体育运动或锻炼。你也许害怕做任何身体活动，不管那个活动多么容易。

或者，你不顾疼痛，继续做身体活动，包括参加激烈的体育运动。你会在一些奇怪的、不合逻辑的时刻疼痛，而在觉得该疼痛的时候不疼痛。

这些都是肌肉紧张综合征病人的常见情况，也是他们怎样与特定时刻、很多不同的活动或者身体姿势联系在一起出现程序化疼痛的经典例子。

大多数时间，你有这样的印象，背部、颈部或者肩部出现问题了，你的脊椎的相关部分会出现结构性的缺陷、退化或者变质，会出现膨胀、椎间盘突出、纤维肌痛、肌肉拉伤或紧张以及任何一处的肌腱炎。这些诊断通常都是受X光照射、CT扫描和核磁共振成像检查支持的，而且，当你知道了这些仪器检查的结果之后，你的疼痛很有可能恶化。

你的生活可能会被疼痛牢牢地控制住，它缠绕住了你清醒状态的所有时间。你去看了很多医生，并且尝试了很多治疗方法，不过，即使有时会有一段时间的好转，但接着病情又会反复。你的家人和朋友都很同情你，并不断提醒你要小心。

所有这些事情，都是我在了解你们的病史的过程中知晓的。至于身体检查的结果，要么是没有明显的神经学上的异常，要么有各种相对较小的问题，比如一个肌腱丧失了反射功能，对疼痛刺激物的感知发生了某种轻微的改变，再比如针扎似的疼痛。你们中的一些人已经在走动、弯腰或者其他身体运动方面受到了极大的限制，而另一些人则非常灵活。

但是，实际上，你们所有的人，都在我按压臀部两侧、腰背部和肩头的特定肌肉时感到了疼痛。另外，你们中80%的人在我按压大腿两侧的长形肌腱时都感到疼痛。

根据身体检查结果和你们的病史，我判定你们得的是肌肉紧张综合征。进一步，我会告诉你们这意味着什么。之前检查出来的结构异常并不是疼痛的原因，并且，我会呈现证据给你们看，并在我的讲座课程中巩固这一结论。疼痛、僵硬、灼痛、压迫感、麻木、麻刺感和虚弱无力都是由于卷入每一个病症中的肌肉、神经或者肌腱轻微缺氧导致的。这些本身是无害的，虽然肌肉、神经或者肌腱轻微缺氧导致的疼痛，比我所知道的临床医学中的任何其他疼痛都要厉害。但是，这些症状消失的时候，不会留下任何后遗症。

然后，我进一步解释为什么将“这些区域血流量的减少，进而引发的令人痛苦的症状”视为恰当的呢？在潜意识中有着怎样可怕的愤怒和其他强大的情绪正存在突破进意识的危险，以致需要创建疼痛作为分心物去阻止这一突破的发生呢？在大多数病例中，你们能意识到重要的心理因素，比如生活中的压力、完美主义和“好好先生”或者儿童时期的精神创伤，它们是导致你们疼痛的原因。放心，随着你对这一疾病产生过程的理解，康复会随之实现。我说的所有这些将在两个基础课程讲座中被详述和澄清，因为在第一次诊疗中没有足够的时间呈现完整的故事。第一次诊疗，我们会在一起呆45分钟时间。

这45分钟的时间里，我们会决定将采用什么治疗计划。我们一定要以某种方式阻挠大脑的策略。为了成功，我鼓励病人做如下的事情：

◎拒绝接受结构性诊断，也就是疼痛的“身体”原因（肌肉紧张综合征是另一种身体过程）

◎了解疼痛的心理基础

◎接受心理学的解释，对于我们社会中的健康人群来说，它的所有后果都是正常的

拒绝结构性的诊断

除非你能说出：“我有一个正常的背部，我现在知道了疼痛是源于一种基本上无害的疾病。这种疾病是由大脑引发的，为了服务于某种心理目的。并且，那些已经被X光照射、CT扫描和核磁共振成像发现的结构性异常都是与活动和老化相关的正常改变。”否则，疼痛不会停止。

这种最初的认识对于阻断大脑的策略很重要，它使你将注意力牢牢地锁定在身体上，并且意识不到储存在你的无意识心理中的那些有威胁性的情绪。正如我在本书第一部分解释的那样，大脑害怕无意识中的暴怒突破进意识层面。

为什么你应该自心中摒除过度在意结构异常的想法呢？因为，在大多数病例中，结构异常并不足以解释疼痛，而且，结构异常经常发生在与疼痛地点不一致的地方。疼痛也可能发生在错误的时间，比如你正舒服地躺在床上的时候。我记得一个男人，他一整天都在为其大卡车装卸物品，而只是在早晨在水池前弯下腰刮胡子时疼痛。可能，最具说服力的证据还是数千名脊椎有大量结构改变（或已经被诊断为诸

如纤维肌痛这样的疾病）的病人。在诊疗中，当从我这里了解了肌肉紧张综合征的相关知识数天或数周之后，他们就彻底康复了。苦难真是最好的老师。

同时性原则

肌肉紧张综合征症状经常伴随着知名的结构异常开始，比如，背部和腿部疼痛的某个人，CT扫描和核磁共振成像证明恰巧在相同的位置出现了椎间盘突出，这正好可以解释疼痛症状。这些病例中，病人从疼痛中康复的速度告诉我们，椎间盘突出并不是疼痛的原因。

间盘突出是大脑创建的一种身体分心物，但对于很多没有意识到这反映的病人来说，出现的间盘异常则是一种障碍物。大脑能够意识到身体发生的任何事情，包括椎间盘突出的位置、膝盖关节的半月板破裂以及肩部旋转袖肌撕裂。这听起来挺稀奇的，但实践经验清楚地表明，大脑会将肌肉紧张综合征疼痛加入到结构性异常存在的地方。给你的印象越深刻，就越能将你的注意力保持在身体上，就像会在旧伤处引发疼痛一样。

将疼痛归结为结构性异常的倾向是无法抗拒的，并且在一些事件中是合理的，但在大多数病例中很显然不是——肌肉紧张综合征通常是疼痛的真正原因。一个熟悉肌肉紧张综合征的医生可以做出区分。

幸运的是，新的研究使得病人更容易相信结构性异常是普遍存在的，并且很少疼痛。让人印象最为深刻的是1994年

6月发表在《新英格兰医学杂志》上的一篇研究。加利福尼亚新港滩候格长老会纪念医院和克里夫兰诊所的一组研究者称，通过核磁共振成像发现，98位男性和女性中有64人存在腰间盘肿胀和突出。这只是多年来证明结构性异常不是背部疼痛原因的诸多研究中时间较近的一项研究。尽管有这项研究结果，但几乎所有的医生和其他的医务人员继续将疼痛归结为结构性异常。

了解疼痛的心理基础

大脑竭尽全力地试图将我们的注意力从无意识的暴怒中转移开来——这是大脑的一种自动化反应，不是建立在逻辑或者推理基础上的。因此，我们一定要将理性导入这一过程。通过意识心理过程的运用，我们能够影响无意识及其自动化的反应；这是非常重要的核心概念。这一核心概念不再是一种理论，因为我们已经看到它在数千名病人身上起作用了。

本书的第一部分讨论了很多导致被压抑暴怒的原因。也许，你现在想再次回顾一下它们。你一定要多想想被压抑的暴怒，而不是身体哪里在疼痛，以及疼痛有多么糟糕。

无意识心理是不讲逻辑的，也不像意识心理那般有理性。它自动化地做出反应，有时候用一种非常奇怪的方式。肌肉紧张综合征的出现就是一个很好的例子。

你或许会问：“产生疼痛，以将注意力从被压抑的暴怒上转移的感觉如何呢？我宁愿处理暴怒，而不愿意患上疼痛。”

这是合乎逻辑的。但是，从演化上看，现今人类的情绪系统的组织方式通常是非理性的，而正是这种非理性的组织方式支配其如何做出反应。既然大脑一直在进化，那么，也许要等到从现在开始的某一个时代、世纪或者千年，那个时候，无意识心理可能会比现在的更理性一些。但就现在而言，我们一定要了解无意识心理在理解肌肉紧张综合征及其等同物是如何出现的这一问题上与意识心理有多么不同。显然，无意识心理被暴怒惊吓，并随之做出自动化反应。

接受心理过程

我们一定要告诉自己：“出现不合逻辑、无意识的激怒、像个脾气暴躁的孩子的情况都是正常的。这些都是我们人类的一部分，所有的人都有发生这些情况的时候。”

我已经阐明了治疗的三个原则：拒绝承认身体上的疾病诊断，了解心理过程，接受心理过程。在日复一日的实践过程中，我们应该怎样做才能彻底康复呢？请遵循下面的一些策略：

思考心理过程

我告诉我的病人，一定要有意识地考虑被压抑的愤怒及其原因，不管那个时候他们是否意识到疼痛。这是对大脑正在做的事情的一种否定，中止大脑策略的努力是一种反击行为。关键是要聚焦在不愉快的、具有威胁性的思想和情绪上，进而去断绝疼痛想将你的注意力从这些思想和情绪上转移开来的目的。

当疼痛严重时，很难将注意力集中在情绪上，但是，你一定要将这一过程看作是一次竞争——其中，你的意识被促使与无意识、大脑的自动化反应作斗争。

与你的大脑谈话

这听起来很蠢，但是的确非常有效。意识向无意识发表演说，演说越有力效果越好。康复的病人说，当他们感到一种刺痛，这通常是疼痛发作的一种前兆，他们会跟自己谈话或喊话，然后疼痛就会消失。告诉大脑，你知道是怎么回事，你知道身体的疼痛是无害的，它只是将注意力从被压抑的暴怒上转移的分心物而已；并且，你不再打算被转移注意和被恐吓。你甚至可以告诉大脑去增加被卷入组织的血流量。这是完全可能的，现代研究已经证明了大脑是如何与身体的其他部位交流的。

列出清单

列出你生活中的所有压力，因为它们都会促成你的内在暴怒。尽职尽责的完美主义者或者好好先生就是自我加注压力的典型代表；像结婚和生孩子这样开心的事情，同样暗含着巨大的压力，所以也属于日常生活压力的一部分，也要列出来。另外，你也应该将童年时代遗留下来的愤怒列出来。

病人发现这是一种非常有帮助的练习。我记得一个男人说当他列完清单之后，他被自己清单的长度吓到了。

病人们经常问："如果我聚焦在生活中的所有烦恼和问题上，不会让事情变得更糟糕吗？"相反，不会，因为正是认识不到它们对内在思想的影响才导致了诸如肌肉紧张综合征、心绞痛、偏头痛、焦虑和抑郁这样的疾病。通过有意识地确认和处理压力源，你就会减少它们对无意识心理的潜在影响。

每日自省或者冥想

对于每天很忙、一整天只有工作无暇他顾的人来说，治疗的这部分非常关键。肌肉紧张综合征及其等同物的治疗方法就是从症状中跳脱出来审视自己。这最好是在安静独处的时候进行，因此，每天一定要找一个时间段，不用特别长的时间，10分钟左右就行，关键是你安静地一个人坐下来想一想怎样才能让症状缓解。

身体活动和恐惧因素

我们知道，像肌肉紧张综合征及其等同物这样的身体症状的目的就是将注意力聚焦在身体上。如果疼痛已经消除了，但你依然恐惧身体活动、疼痛复发、受伤和脊椎的进一步恶化，那这场战斗就没有赢。除非你能战胜这些恐惧，否则疼痛就会回来。因此，一旦病人们的疼痛消除或基本消除，或者当他们对诊断有信心的时候，都会被建议恢复正常的、不受限制的身体活动。病人们说可能需要花几个月的时间才会活动自如，这很好理解，因为他们多年来一直生活在背部是脆弱的错误观念中，要做出改变的确需要一段时间。

我们一直以来都被忠告着：千万不能做这做那，只能用这种方式；小心，你会伤着自己的；你的脊椎歪曲了，间盘退化了，脊椎骨之间相互摩擦；你的一条腿比另一条腿短；人类不是注定会直立行走的；你是平足；不要俯卧；当你弯腰或者直起腰时保持膝盖弯曲；不要提重物；不要做仰卧起坐；挺直身体，等等。

所有这些训诫和禁令，被糟糕的医学建议进一步强化，而将你的注意力固定在身体上正是大脑的意图。

不带恐惧地重新开始所有身体活动，可能是缓慢并且崎岖的。不用担心你立即重新开始身体活动是否会经历一些疼痛，你不会伤害自己，肌肉紧张综合征是一种良性的疾病过程——伴随运动的持续疼痛意味着大脑依然处在改变它的计划的过程之中。你一定要静待时机，反复尝试，最终会获胜的信念会帮助你成功。这已经被数千病人的实例证实过了。

另一方面，不要太突然地开始身体锻炼，并不是因为潜在的身体伤害，而是因为大脑会依然按照肌肉紧张综合征的编程去运转。我建议在你们接收肌肉紧张综合征诊断之后数周再开始身体锻炼，这样疼痛就会消除，也会增强你们的信心。并且，大脑也有时间重设自己的程序。

干预，不用阿司匹林

我提出的治疗的目的是改变无意识心理对情绪状态的反应。当这一任务完成时，疼痛就消失了。因为治疗过程需要花费时间，所以你一定要将其看作是一次预防医学的演习。在一定程度上，我们正在阻止明天的疼痛和任何以后会发生的疼痛。这与传统医学观念不同，传统医学是治疗当下的疼痛。我们的这种治疗疼痛的方法类似于当一个人发烧的时候，不仅仅是采用方法退烧，而是治疗引起发烧的感染。我们试图消除疼痛的原因，这就是为什么我说知识是治疗肌肉紧张综合征的青霉素。但是，跟抗生素不同的是，反转这一疾病过程的知识发挥作用需要时间。你一定要有耐心，而且要有恒心。在大多数病例中，虽然消除恐惧需要更长的时间，但中止疼痛只需要几周时间。

治疗策略是如何起作用的

拒绝承认身体疾病，了解和接受心理性原因为什么能中止疼痛呢？

记住，疼痛的目的就是将注意力从正在发生的情绪事件中转移开来而聚焦在身体上。实际上，这是一场有意识注意的竞赛。

还记得我在本书第一章写到的发生在海伦身上的情况吗？当伴随疼痛的压抑过程和分心策略都失败了之后，她的强大的情绪就突围进意识层。在那个时刻，她的注意力聚焦在被意识到的情绪上。很显然，她不再需要疼痛了，所以疼痛也就立即消失了。

既然我们不能在每个人身上重现海伦的经历，接下来，我们能做的最好的事情是将注意力聚焦在无意识的暴怒上，想象它，将其视觉化，然后考虑所有会导致其产生的压力，并化解它。自省是一种治疗工具，它会消除疼痛并且会阻止疼痛复发。对于大多数病人而言，仅仅照这样想想内心的愤怒，实际上跟经历它是一样的。

我希望可以说我是通过深思熟虑才提出这一治疗策略的，但事实上是意外发现的。在我理解肌肉紧张综合征疼痛的心理起源的细节之前很久，我发现少数病人仅仅在被告知其疼痛更可能是心因性而不是结构性原因导致的之后就有所好转了。我为此迷惑了很多年，多年之后，我才认识到疼痛的作用是为了将我们的注意力从令人恐惧的情绪上转移开来。

知识就是治愈良方

对于大多数人来说，仅仅将注意力从身体症状转移到心理因素上就能获得治疗成功。另一些人则需要有关这一治疗策略如何工作的更多信息，而且，依然有一些人需要心理治疗。但无论如何，知识对“治愈”至关重要，因为通过让人们意识到身体上和心理上正在发生什么，我们就能阻止大脑的策略。我将“治愈”打上引号是想提醒读者，肌肉紧张综合征不是疾病，“治愈”只是指一个人疼痛的缓解和消除。我们通过将关注点从身体转移到心理上，致使疼痛失效——去除疼痛的目的，并且揭露它正试图掩藏些什么。在少数病例中，人们在疼痛消除之前，一定要真正地面对被掩藏或压抑的情绪，比如暴怒或者巨大的悲伤。这总是需要得到受过正当训练的心理治疗师的帮助。

我记得一个50多岁的病人，其承载了对母亲一生的愤怒，并且意识到了这一点。但是，他的疼痛一直存在，直到在一次心理学家的治疗课程中完全体验并放弃了被压抑的情绪之后，他的疼痛才彻底停止。

书籍治疗

很多人称，他们仅仅通过学习我的关于肌肉紧张综合征的书籍，特别是最近出版的《别了，背痛》，就成功地消除了疼痛，这是知识的关键作用的又一证明。下面的文字摘自吉米·坎波贝洛1991年11月13日的一封来信，经过他的允许，我摘录在本书中，内容如下。

我写信是想感谢您为我做的一切！特别是您写的书《别了，背痛》将我从瘫痪的生活中拯救出来。

我43岁，在出现疼痛问题之前，没有受过任何严重的损伤或疾病。1989年3月，我出现了背部问题。一开始只是腰背部有轻微的僵硬，一周之后，变成严重的、让人虚弱的疼痛，并伴随着持续的痉挛。

我遭受了两年几乎持续不间断的背部疼痛，从严重疼痛到变得轻微，但是从未完全消除过。我不打算描述所有痛苦的细节，总之是场灾难。我坐着不能超过半个小时，不能弯腰，不能提重物，骑自行车不能超过两分钟。我几乎放弃了所有热爱的活动。我站着工作，经常靠着桌子休息，休闲时间都是躺在家庭活动室的地板上。

我看了大量专业医生，包括非专业医生，都没有效果。我去看了5种不同的医生，包括背部疼痛治疗领域最顶尖的专家。我前后选择了3种不同的治疗项目，接受了5位不同治疗师的诊疗。我尝试过瑜伽、针灸、脊骨治疗术，都没有帮助；有时，我会获得一点点改善，但随后很快又回去了。

但是，在阅读（和重读）了你的书籍并运用书中的方法之后，我的背部在大约两个月的时间内从瘫痪变得正常了。我现在可以做过去曾经做过的任何事情：骑自行车，开几个小时的车，进行体育运动，弯腰和提起一个正常人重量的物品；而我一度放弃了好转的希望。到目前为止，我已经完全康复6个月了。

老实说，我第一次拿到你的书，是持怀疑态度的。我几乎没有读完，因为你的理论看起来不那么可信。但是，书中提到的人格类型太像我了，因此我看完了整本书。

你的这本书是我妻子发现并带给我的，读完它一周之后，她鼓励我再读一遍。实际上，她是这么说的："如果你不一页一页地仔细读这本书，你要么是疯了，要么是瞎了。再读一遍！"在我对背部疼痛治疗绝望的情况下，我抱着死马当做活马医的心态，再看了一遍。

我的背部疼痛开始缓慢但稳步地改善。那时，我打电话预约你的诊疗，希望通过你的团体演讲项目完成治疗。但是，在预约时间的前一个月，我又将《别了，背痛》重新读了四遍，坚持运用你的方法。结果，疼痛症状得到了好转。当时间临近预约时，我发现已经不需要参加你的诊疗了。

在第6个周末，我基本上康复了。在那段时间，我停止了身体治疗、脊椎推拿、服药、拉伸和背部练习，也不做（或避免）任何特殊的背部活动。从那之后大约8个月，我感到自己好了。

如果不是亲自经历这一过程，我会难以相信。我的问题看起来像是背部的结构性缺陷。我曾经被诊断为患有各种骨头和间盘问题，并且曾经处在间盘脱位和骨融合手术的边缘。无法告诉你我是多么感激你将我从这一困境中解救出来。

坎波贝洛先生从第一封信后一直与我保持通信联系。自那之后，他的疼痛就消失了，并且没有任何身体活动限制。

最近，他随信附上了为一位朋友设计的治疗指南。我将其称为“吉米·坎波贝洛式克服肌肉紧张综合征治疗方案”：

首先，你一定要下定决心认真尝试萨诺博士的治疗技术。这种技术只对努力运用它的人有效。你一定要相信它能够在你身上起作用，即使你不相信这一技术，依然要努力地去尝试。

我第一次读这本书时也不相信。我天性多疑，不相信任何形式的心理力量，并放弃了有奇迹出现的希望。但是，我很绝望，一直疼痛。我每天的生活由站着做完仅能做的有限工作和躺在家中地板上的垫子上过完剩余时间组成。因此，即使我不相信它会有所帮助，我的妻子还是劝服我去尝试——你也可以做同样的事情。

因此，首先，你一定要承诺去尝试书中的方法。这不花费你什么，但你至少在一个月的时间里每天要花点时间在上面。又不会损失什么，你不妨试试。

我认为实践书中技术的途径不止一种，但我会告诉你什么对我有用，并且推荐给你试一试。

1. 每天阅读大约30页书。不要只是扫一眼文字，而是要认真思考。注意作者说了什么，并想想该如何运用到自己身上。阅读的时候很容易走神，因此要强迫自己专注于书中的观点。特别是读到令你警醒的地方，要格外集中注意力。同样，你也要特别关注书中与你有相似问题并被治愈的病人的例子。当你读完本书，第二天再读一遍。你一定要接连不断地读上一个月或更长时间，并且每次阅读的时候都要全神贯注。

2. 每天设置时间去想一想可能会困扰你的问题，想一想那些你生活或头脑中可能导致背部疼痛的问题。每天至少花30分钟想想这个问题。我过去是早晨起床时花15分钟，然后晚上再花30分钟——用这些时间做下面的事情。

考虑任何可能困扰你的事情——工作或者学业压力、家庭责任、经济问题等，越具体越好。你不能简单地说："我担心工作。"这是不够的。一定要努力明确你能想到的所有具体条目。我发现，列清单是很有效的方法。关注你生活的所有方面，大的小的都要关注。不仅要留心那些显而易见的问题，也要试着思考那些隐藏的事情。同时，关注可能会困扰你的真实的和想象的事情。

一旦明确了你的问题，将它们分成两类：你可以改变和操纵的事情；超出你控制之外的事情。选取恰当的时机，针对你可以改变的事情做些什么。做任何你可以纠正它们的事情，至少要尝试一下。对于那些你无法控制的事情，告诉你自己，你知道它们困扰着你，但你一定要接纳它们——并且，最重要的是，你不再让它们给你带来更多的背部疼痛。记住，如果你不能了解这一心理过程，你就无法消除你的问题。

想一想你喜欢什么，是你内在的什么让这些问题创建出如此的疼痛。我是一个典型的萨诺类型——完美主义者，容易生气，高成就感，有一点强迫并且对他人没有耐心。我人格的这些特质让我生出背部疼痛。但是，也有其他的类型会让背部疼痛产生。我的一个工作合伙人是温和、愉悦和非常友善的女性，但是她患上了同我一样糟糕的背部疼痛。同样，是这本书治愈了她。治疗的过程大概花了三个月的时间，现在她非常健康。因此，我们要试着了解内在的哪些需要通过背痛来分散注意力，又是什么允许了背痛的产生和持续存在？对自己要诚实。再次强调一下，对于治疗工作来说，并非必须改变你的人格，你只需要理解你的特点，并且为之战斗。

3. 一天当中的所有时间里，无论什么时候产生问题，你都要一直提醒自己想一想："好，我不是那样的，但是我不希望其转化成我的背部疼痛。"你无论什么时候感到背部疼痛（或者你跟我一样，所有的时间都在疼痛，那么就在疼痛特别厉害的时候），想一想："我的背部正在故意惹人注意，我的生活中正发生什么事情还是在我的头脑中发生了什么让其受到伤害？"

4. 当你像上述所说的一样做了3～4周之后，开始采取小步骤检测你的进展。不要做得太多太快。即便是细微的进步，你都会发现做某件事情并不像过去那样伤害自己那么多。虽然每天的进展都很缓慢，但是，几周之后，你会注意到背部有了轻微的好转。以小步骤为基础的最为细微的提升是这一过程正在起作用的一个信号，这会鼓励你坚持以小步骤继续努力。

5. 不要放弃。相信我，我知道背部疼痛是一件多么令人沮丧和气馁的事情，但是有希望康复。为了达到这一目的，你一定要投入时间和努力。

我对坎波贝洛先生的计划做了一个补充：追求卓越同完美主义一样，是无意识暴怒的强有力的煽动者，正如童年经历的愤怒一样，对于一些肌肉紧张综合征患者来说非常重要。

安慰剂和反安慰剂

1994年的《美国医学协会杂志》上的一篇优秀文章指出：有必要对任何一种治疗结果仔细评判，以排除安慰剂效应的可能性。如果某人倾向于某种治疗方法，虽然它本身可能没有任何作用，但就像糖衣一样，可以缓解症状，甚至是消除症状。这个效果是建立在盲目信念基础上的。不幸的是，这个效果不可避免地只是暂时的，症状很快又回来了。这就是为什么很多用于治疗背痛的方法，包括物理疗法、药物治疗和手术，最终都会失败的原因；它们暂时的效用都是安慰剂现象。

安慰剂因能暂时地消除癌症而被大家所熟知，它证实了大脑改变身体功能的巨大力量。因此，我将其称之为“伟大的安慰剂”。

症状的存在就是为了将人们的注意力从无意识中正在发生的事情上转移开来，所以，如果疼痛被像手术这样的治疗方法——强有力的安慰剂效应减轻的话，大脑就会将疼痛的地点转移到另一个地方或者身体的另一个器官，进而继续转移注意力。这也是为什么有些人做了手术，但是症状依然会持续很长时间的原因。

这里有一个例子恰巧说明了这一现象。我的一个病人曾经做过一个成功的腰背部手术，但从那以后，他开始持续的胃溃疡。这一情况持续了多年，并采用了很多治疗方法。胃溃疡问题最终解决时，他开始出现严重的颈部疼痛。也就是在那个时候，他加入了我的项目，待做出了肌肉紧张综合征的诊断，他的疼痛问题就顺利解决了。

但是，当手术担当了安慰剂的作用后，很多病人的手术部位就会经常复发。

为什么肌肉紧张综合征的治疗方法不是安慰剂

肌肉紧张综合征的治疗方法主要是一个教育的过程，不包括盲目的信念。病人们一定要断定他们听到的信息是合乎逻辑和理性的。并且，要让他们相信，被断定为肌肉紧张综合征的疾病是适合他们的。

记住，治疗的结果几乎总是永久性的。

大量的人们通过阅读有关“肌肉紧张综合征”的书籍就被“治愈”的事实肯定也不是安慰剂。在这个过程中，没有治疗方法，没有与“治疗者”的互动，只有知识获得——是有关症状的知识让症状消失了。

最近，我们开始听到“反安慰剂”一词，这是与安慰剂相反的现象。这个单词意味着“我会受伤害”，知道巫术做法的人会意识到它的存在。我认识的一位年长的家庭医生的一个病人决定去死，很快，她真的死去了，虽然她什么病也没有。

现今，在西方社会流行的疼痛疾病几乎全是反安慰剂的结果。背部和腿部疼痛了一次，去看医生，医生告诉你说脊柱可能有问题，可能性最大的是间盘突出。虽然肌肉紧张综合征是无害的，但被告知疼痛是结构性问题会直接导致疼痛持续。病人被建议卧床休息，会认为情况一定很严重，疼痛因此更糟。尽管卧床休息了，但是疼痛继续，医生因此建议你做一下核磁共振成像。结果，不仅显示了第五腰椎-第一骶骨间盘突出，医生还告诉你突出的间盘上面的两块间盘退化了，脊椎骨互相摩擦。这是令人害怕的，现在，有了明确的证据说明你的背部坏了。通常，医生会建议立即做手术，如果不想采用传统治疗方法的话，你会告知一定要做手术。所有这些的结果就是：疼痛加剧。

这样的病史我听过成百上千次。病人最终到我这里诊疗时，已经尝试过每一种知道的治疗方法，或者做过一次甚至两次手术，但效果不好，因为整个过程都是在培养反安慰剂效应。无论采用什么治疗方法，都是以结构或者肌肉缺陷为病理的，这会加深你的恐惧，并且会增强疼痛的持续性。

一些人通过阅读一本记述疼痛的真正原因的书，知道了他们实际上有一个正常的背部，大多数椎间盘也都是正常的结构异常；结果，病人康复了。这是不是奇迹？这是在扭转反安慰剂效应，不是通过安慰剂效应，而是通过利用大脑治愈身体的力量。更为特殊的是，通过引导人们意识到心身结合的特性就能“治愈”肌肉紧张综合征。遵循柏特博士的建议，心和身不应该再被连字符连在一起。它应该是一个单词，正如本书标题所暗含的意思一样。

肌肉紧张综合征治疗项目

肌肉紧张综合征治疗项目开始于我办公室的一次咨询。这经常是我告诉病人的第一课。然后，他们会被安排去参加两次演讲：一次是关于肌肉紧张综合征的解剖学和生理机制；第二次是关于肌肉紧张综合征的心理机制和治疗方法。本书中的材料都包含在这两次演讲中。有些人将这一项目看作谈话治疗，这在身体疾病的治疗中的确是少有的。

咨询和演讲通常在短短几周内就使得病人们80%～85%的病症得以消除。那些在参加了两次演讲之后，依然严重疼痛的病人被邀请参加团体会议，他们在会上会介绍肌肉紧张综合征的主要特征、治疗的原则及如何开展治疗。人们经常说，在他们接收信息之前一定要重复多听几次。我们讨论在康复过程中的各种问题和陷阱，并且鼓励病人谈论他们的具体情况。

如果在参加了演讲和团体会议之后，疼痛依然存在，这就意味着有必要进行更深层次的探索，我通常会为这些病人开具心理治疗。这在大多数病例中是成功的，但是，依然有

5%的病人依然有严重的疼痛。

是什么让治疗方法生效？我曾说过，意识是最基本的治疗成分。毫无疑问，其他因素也起作用。在本书的第一部分，我介绍了海因兹·科胡特的观念，他相信自恋性愤怒是某些情绪疾病的原因。我认为我们所有人都会产生自恋性暴怒，只是程度强弱不同而已，这就是为什么心身疾病在西方社会很普遍的原因。

我是经由我的一个病人——缪烈尔·坎贝尔的介绍知道科胡特的工作的。她说这就是为什么我的项目是有效的原因。

因为肌肉紧张综合征病人都处在愤怒之中，他们一定会受到自恋性暴怒的伤害。这种暴怒是通过身体的方式表达的，所以他们去看传统医生。医生建议他们卧床休息或者动手术，这就让他们进一步受到自恋性伤害。并且，剥夺了他们的力量，暴怒也进一步增加。正如前面形象生动的描述一样，因为感到无助，他们卧床休息，这种情况会带来进一步的自恋性伤害和力量剥夺。但是，当他们最终来你这里就诊时，你感同身受地欢迎、肯定这些暴怒情绪，如同对待平和沉着的情绪一样。给他们介绍其他肌肉紧张综合征患者的经历的做法，为他们提供了极为重要的相似经历的例子。通过这种方式，你不仅使他们意识到这些暴怒有不容易被人们承认的一面，同时也有效地消除了它们。在他们经历了被伤害的感觉之后，你激活了一种力量感（赞赏性自我）。你可以很快地激活这种力量感，因为暴怒并不是一种动力，而是随着自恋性伤害所产生的一种蜕变产物。其中，你的同情心因为提供肯定（投射）、安慰（理想化），以及必不可少的相似性（孪生）而被消除，病人易于受进一步的伤害和暴怒影响，这就解释了为什么我们中的一些人症状会复发。

我同意上述有关治疗方案有效性的部分解释，因为除了认为治疗肌肉紧张综合征最为重要的成分——被告知的信息之外，的确有其他的一些东西在起作用。如果是这样的话，那么内在的愤怒一定有减少，这与疼痛的消失是吻合的——这也许是病人频繁说演讲在他们的康复过程中非常重要的原因，因为演讲为他们提供了他们通过阅读肌肉紧张综合征书籍无法获得的东西。

但是，根据肌肉紧张综合征理论，疼痛不像坎贝尔女士所描述的那样是暴怒的一种躯体表达，我也并不将暴怒看作一种“蜕变产物”。正如我一直反复强调的，暴怒是对内在和外在压力的一种反应。

用纯粹的科胡特理论来解释我的治疗方案，存在的问题是：我的病人意识不到他们处在暴怒之中，因为暴怒是发生在无意识心理之中的。意识到无意识暴怒的存在，以及明了暴怒的原因是最基本的治疗方法。

另一方面，坎贝尔女士的其中一条观点应该加以强调。多年来，背部疼痛反复发作的病人一定有一种失控感，而这样一种感觉一定会激怒内在自我。他们从来不知道下一次的发作会是在什么时间，会有多严重。他们被完全或部分地限制了身体活动，并且发现很难提前规划自己的生活，因为他们不确定背部疼痛什么时候又会发作。

当病人们了解到他们真的可以将自己从这种可怕的灾难

中解救出去并控制自己的生活时，力量感就会由心而生，令人振奋。曾经，一位女性消除了背部疼痛，这让她觉得自己可以处理身体的任何事情。可见，对自己生活的主控感具有强大的疗效。

陷阱、难题、常见问题

好转不需要做的事情

一旦病人了解到暴怒在肌肉紧张综合征中是罪魁祸首，并且知道它起源于儿童时期的精神创伤、变得完美和优秀的欲求及大量的日常生活压力，那么，他们就会认为，要想好转一定要将所有这些压力源移除。从逻辑上说，如果暴怒是肌肉紧张综合征的原因，就像魔鬼一样，其一定要被驱除。而如果暴怒能从无意识心理中逃离而被表达出来，肯定会有助于“治愈”。不幸的是，这种可能性很小。暴怒是被压抑的，我们感觉不到它，因此，我们也无法处理它。

对我们来说，改变性格和停止追求完美和优秀也是不可能的。如果意识到自己拥有这些品质，我们可以调整我们的行为并减少其加诸在我们身上的消极影响，但基本上，我们总是保持原样。一个人即使在心理分析过程中经历了强烈和深刻的情绪，他或她的人格特质也不会改变。我们越了解自己，像暴怒这样的情绪就越少会威胁到我们。虽然暴怒从来没有消失过，我们也一直在产生新的暴怒，但是，一旦我们了解了它，暴怒的威胁性就会减少，就会丧失一些杀伤力。

不只性格，对一般人来说，生活方式也是很少发生重大改变的。幸运的是，经验证明，是知识使疾病得到“治愈”，而不是改变。这就要求要反复学习相关知识。

时间因素

我们知道，心身疾病并不是人格固有的部分，因为即使是存在多年的疼痛症状也可以在数天或数周的治疗后停止。吉米·坎波贝洛的经历就是典型的例子。

疼痛的最终消失是引人注意的，这表明肌肉紧张综合征是大脑基于其有效性的考虑选择的一种应对策略。高兴的是，肌肉紧张综合征是很易于反转的。如果这一过程属于人格范畴，那么至少需要数年才可能反转。

参加我的治疗项目的大多数人，虽然战胜身体活动的恐惧可能需要的时间会久一点，但不管他们疼痛史有多长，数周内疼痛就会消除。那么，什么决定了时间的长短？

理解和接受肌肉紧张综合征的特性是一个智力过程，是意识的一种功能。因为，肌肉紧张综合征起源于无意识心理，用于消除疼痛的新思想一定要渗入无意识并被其接受。这就是要点。如果被压抑的情绪足够地令人恐惧，大脑就会实行不愿意放弃而将它们隐藏起来的策略。被隐藏起来的情绪的质和量决定了需要花多长时间解决，以及是否能解决。实际上，不能拒绝疼痛的结构性原因是同样的事情，拒绝症状正是症状的一部分。

这是否意味着我们被打败了？其实不然。有时候，反复练习几周治疗原则就能够达到消除疼痛的目的。如果不行，那就要采取心理治疗了。

心理治疗

某一天，我们会认识到对我们自身人格特质的研究远比对阅读、写作和艺术的研究重要。了解无意识和被压抑的情绪将是基础教育的一部分，更为特别的是，我们每一个人对自我都保持着清醒的觉察。我们会了解在我们的大脑中居住着的一对“父母”、一个“成人”和一个“小孩”，彼此经常争吵。心理教育将是担任公职和执法的先决条件，因为相关人员越是了解自己，他们越能更好地服务公众。当我将某人送去心理治疗时，我感觉似乎是将其送入一个特殊的学校接受教育。

心理治疗有两大主要领域：行为的和认知的。行为疗法倾向于关注生活事件，以及如何最好地处理它们。行为疗法能帮助人们战胜恐惧，比如恐高以及中止像抽烟这样的不良习惯。

从本书所提出的理论可以清楚地看到，认知疗法是肌肉紧张综合征及其等同物患者的选择。我推荐给病人的治疗师，都进行过帮助病人探索无意识心理的训练。他们意识到掩埋在无意识心理中的情绪，这些情绪通常是令人恐惧、难堪或者某种形式上是不被社会所接受的。这些情绪经常导致暴怒，它要为我们上述提到的很多心身症状负责任。当我们意识到这些情绪，并在一些病例中渐渐地能够感觉到它们，这时候，身体症状就没有存在的必要了，进而也就消除了。

心理治疗师经常说："他甚至不再谈及疼痛，我们全神贯注于解决由他的婚姻带来的深层次的内心冲突。"或者，是一些其他的情绪主题。

心理治疗是一个缓慢的过程，并非快捷的修理。因为处理真正影响我们生活所有方面的主题，心理治疗中所花费的时间是很有价值的，不管要花费多长时间都是值得的。

心理治疗的一个巨大不足是费用问题。这是一个日益凸显的问题，正如管理医疗保健者表示，为心理治疗付费越来越吃力。这一趋势反映出对于良好健康的重要方面的可悲和危险的忽视。

常见问题

因为有关肌肉紧张综合征的原因和治疗方法的基本概念大多数人都不熟悉，我决定花时间将其整合在一起。而且，期望一个人在脑海里提出所有问题是不可能的。对病人们最常问到的问题，我汇总如下：

问："我过去一直在做用以避免疼痛再发作的练习和伸展运动，可以继续做吗？"

答：很多年前，我已经停止将物理疗法作为肌肉紧张综合征治疗项目的一部分。虽然物理疗法对于强调疼痛的心理基础是极好的，但是，每次治疗都是将病人的注意力聚焦在他或她的身体上，这与我的忽视身体症状仅关注心理因素的治疗基本目标是相违背的。同样的观念适用于任何治疗背部的练习程序，无论是伸展练习、加强力量还是增强灵活的练习，我都不建议使用。

因此，我建议病人停止用于保护或其他任何帮助背部的练习。背部不需要保护。体育运动前的热身运动是为了获得更好的成绩，除此之外的专门练习是不必要的。

基于身体活动的心理和一般的健康价值的考虑，强烈推荐开展所有类型的身体活动。

问："我已经接受心理治疗一年多了。如果疼痛是心理原因导致的，为什么到现在还在疼？实际上，我的心理治疗师认为疼痛是由某种心理因素导致的，但她从没听说过肌肉紧张综合征。"

答：你依然在疼痛是因为大脑没有放弃它的策略。如果你还没有将身体和心理事件联系起来，疼痛就会持续。你的心理治疗师，即使是经过专业训练的，也没有接受过身体症状诊断方面的培训，因此，不能帮助你形成关键的联结。也许你在做心理治疗，但如果继续服用抗生素药物和接受结构异常的物理治疗而没有了解到你的疼痛是由大脑引起的无害的循环改变所导致的话，疼痛就会持续。简而言之，大脑是不会放弃身体症状这一分心物的，除非强迫它放弃。

问："我知道我在生气，我能感觉到。实际上，我经常表现出来。为什么我依然疼痛呢？"

答：因为你知道和表达的愤怒并不是导致你疼痛的愤怒。肌肉紧张综合征是对产生于无意识心理中的愤怒-暴怒（你一般意识不到）或者被压抑的意识中的愤怒的反应。肌肉紧张综合征并不是对感觉到或表达的愤怒意识的反应。

这是一个微妙但重要的区别。实际上，这是心身研究方法分歧的核心。心理学家对像纤维肌痛这样的疾病及感知到焦虑、抑郁这样的情绪的慢性疼痛感兴趣。肌肉紧张综合征理论认为，这些和诸如肌肉紧张综合征这样的身体疾病是发生在无意识中一个更为基础的心理过程的外部表征。

记住，我们压抑愤怒，是担心妨碍了自我形象。比如，我有寻求周围每一个人认可的强烈需求，如果有一个人做了让我生气的事情，我会自动地压抑这个愤怒，因为它破坏了我作为一个“好人”的自我形象。压抑是一种从不失败的持续的无意识反应。我们在内心产生愤怒，但不允许它表达出来。

最终，你意识到的愤怒是被替代的愤怒。就是说，你对相对不重要的事情过度生气了，就像是对交通堵塞或者餐馆糟糕的服务的态度，取代了你对伴侣或者父母的生气一样，仅仅因为后者在你的心理中是不被允许的。这种现象在我的病人中很普遍。

问：“所有人都知道我是一个镇定、自制力很强的人；我把每件事情都处理得很好，从不焦虑。为什么即使这样我还是背痛呢？”

答：因为所有让你镇定的人格特质都激发了大量的内在暴怒。你的内在“小孩”说：“你施加了巨大的压力给我，让我暴怒。我想独自离开，我想被照顾，但你一直在强迫我去照顾他人。我真的只能照顾我自己。”

问：“我是最好的应对者，为什么会患上背痛？”

答：因为应对者施加了大量本身根本不喜欢的压力在自己身上。

问："我知道自己内心为什么生气，实际上，我很确定这跟我成长过程中母亲经常不管我有关。为什么疼痛依然没有消失呢？"

答：像这样的问题是常见的。症状持续有三个可能原因：1）病人不知道他们的内在有多么愤怒。人们经常发现，这种洞见是非常有帮助的。当他们认识到自己处在内在盲目的暴怒之中时，疼痛就会减轻。2）除了认识愤怒，有些人需要直接地感觉到它。然后，如果症状没有得到改善，他们可能需要接受心理治疗。3）对一些人来说，不是他们的所想激发了暴怒，而是一些其他事情——他们同样需要接受心理治疗。

问："我怎么能够判别普通肌肉酸痛和肌肉紧张综合征疼痛之间的不同呢？"

答：如果你不经常做身体运动，偶尔做一次之后，就会肌肉酸痛，这种酸痛一两天就会消失。肌肉紧张综合征则会持续数天、数周或数月。

位置转换

有时，肌肉紧张综合征病人会在新的位置出现疼痛。在演讲中，我描述了症状的很多变化，包括不同的肌肉、神经和肌腱。因此，当作为肌肉紧张综合征可选择的一种表征出现时，病人是能够识别出这种新的疼痛的。尽管我提醒病人会发生这种情况，并且建议一旦发生了就打电话给我，但是，病人们依然倾向于将这种新的疼痛归结为某些貌似无法抗拒的其他原因。

以前，有这样一个病人，其花了一年的时间治疗，结果导致了严重的右足疼痛。比如，开车时，她要用左脚踩油门和刹车。这种情况长此以往就可能是肌肉紧张综合征，最终，她也因此来我这里就诊。一旦被诊断为肌肉紧张综合征，她仍用右脚踩油门和刹车。

另一个病人给我打电话说，两年之前，背痛“治愈”了，她开始有规律的跑步。在她给我打电话三周之前，一次跑步之后，她的右臀部开始疼痛。她看了一位医生，被诊断为转子部滑囊炎。处方是：局部类固醇注射，口服抗生素药物。之后，疼痛一直没有好转，她开始考虑是不是患上了肌肉紧张综合征，并且给我打电话。我告诉她，臀部是肌肉紧张综合征发作的常见部位，差不多可以肯定是背痛的一种替代。挂断电话之后，她在一封信中说到：“我对我的大脑很生气，竟然用这种卑劣的手段对付我，我对它大声叫嚷，然后疼痛就消失了。”

人们经常会为肌肉紧张综合征替代表征做手术。一位我三年前成功治疗的病人给我打电话说，几个月前，她的一只肩膀开始疼痛。她咨询了很多肩部治疗专家，做了核磁共振成像，结果显示旋转肌受伤。于是，她做了一个手术去“修补裂缝”。

手术之后，她的疼痛消除了，但是几周之后，她的另一侧肩膀出现了同样的疼痛。她开始怀疑，并且决定给我打电话。我告诉她，肩膀是肌肉紧张综合征所带来的肌腱炎常发的地方，并且建议她来做个检查。几天之后，她如约前来，说我们那晚通完电话之后，疼痛就已经消失了。

对于那些熟知肌肉紧张综合征的病人来说，一旦知道新的疼痛是肌肉紧张综合征的一个表征之后，疼痛就会很快消失。他们已经经过了逐步整合和吸收有关肌肉紧张综合征观念和信息的整个过程，因此不需要再重复那个过程。他们一认识到疼痛是肌肉紧张综合征的一部分，疼痛就失去了其分散注意力的作用，就会逐步消失。

顺便说一句，在这些病例中，疼痛几乎瞬间停止的现象告诉了我们一些肌肉紧张综合征病理生理学信息。疼痛不可能是感染的结果，也不会是结构性异常通过挤压导致的症状；因为这样两种情况的疾病都不可能在几分钟或几个小时候内就消失。但是，由轻微缺氧导致的疼痛是极有可能的，因为自主神经系统可以在数秒内改变血流量。

替代也会出现在心理症状上。一位目前正在接受治疗的年轻女性告诉我，她的疼痛已经消失几天了，但是这几天来，她成了“一个情感废人”。相应的，她想开始心理治疗，这样，“当伤口打开时”，她才能够处理情绪混乱。我很高兴她将这些概念学得这么好。清楚的是，疼痛和情绪状态都是大脑为了逃避而创建出来的，它们是彼此的替代物。

我继续告诫病人可能出现替代现象的部分，但是，两三年之后，他们往往便忘记了，结果则是经历不必要的苦恼。

复发

疼痛会复发吗？是的，它会，但是并不频繁。追踪调查表明，永久性“治愈”的比例在90%～95%之间。

多年来，在病人加入治疗项目之前，我都会进行筛选——这么高的“治愈”率受到这一筛选的巨大影响。治疗不管出于什么原因就是不能接受心理因素导致身体疾病观点的病人是毫无意义的，了解和接受这一观点对于康复至关重要。

当疼痛复发时（很少严重），我是否对病人做检查要取决于具体情况。病人会回去听演讲或者参加小组活动，其中，疼痛复发的原因会被发现和讨论。结果，一些病人决定开始心理治疗。

不需要治疗的必要条件

在演讲快结束时，我告诉病人一定不要认为自己“被治愈”了，除非他们能毫不含糊地说出以下几点：

◎他们只有轻微的疼痛或者没有肌肉紧张综合征疼痛。有一点疼痛，但是不引发身体和情绪后果，这种情况是被允许存在的。毕竟，我们只是人类。

◎他们准备好去做不受限制的身体活动。

◎他们对于任何一种身体活动都不再有经久不消的恐惧。

◎他们已经停止了所有形式的物理或者药物治疗。

正如我们在本书第一部分了解到的那样，恐惧是比疼痛更好的分心物。因此，除非上述的要求都满足了，否则疼痛不会消失，或者说一定会复发。一定要证明给大脑看，我们知道正在发生些什么，我们不会被误导，尤其是我们不会被吓到和害怕。这是一场竞争，是我们的逻辑意识和我们不合逻辑的无意识之间的竞争。实际上，这是两种思想的交战。

另类医学

每年有数百万的美国人会寻求被称为另类医学或者非传统医学从业者的治疗。为什么？答案很明显，传统医学失败了。本书中提及的骨骼肌肉疾病的治疗方面尤其如此。传统医学不能成功治愈这些病人是因为它没有对这些疾病作出确切地诊断。作为一名医生，如果不能确诊疾病的性质或者原因，是不能治愈病人的。

大多数另类医学疗法不管有多么成功，都是通过安慰剂效应实现的。如果不存在安慰剂现象，这些治疗方法的大部分都是无效的。它们可能是有帮助的，但是不意味着治愈，因为安慰剂效应不可避免地都是短暂的。

大多数骨骼肌肉疾病都是肌肉紧张综合征的表征，任何聚焦于身体的治疗方法都是疼痛的帮手，而不是终止疼痛过程。因此，虽然非传统疗法可以使疼痛短暂（通常是部分的）地消除，但是潜在的过程仍然在继续，因为这种疗法只是将病人的注意力聚焦在疼痛的身体部分。

基于这种原因，我并不赞成大多数另类疗法。肌肉紧张综合征的诊断和治疗并不是非传统医学或者整体医学的一个例子，而是临床医学的实例。对情绪的致病原因有所认识，才会有成功的诊断和治疗。

一种另类的疾病疗法基本上是正确的。安德鲁·威尔是哈佛大学医学院的研究生、教师和医生，如诺曼·卡曾斯做的一样，他声称我们每一个人都有自我治愈的能力，正如卡曾斯所说，我们比我们想象的强壮。威尔已经证明我们可以通过很多传统医学之外的途径与疾病作斗争，并提高健康水平。这些方法在像《无意识治疗》这样的书籍中可以看到。

本章中所描述的适用于普遍的医学问题的治疗方法是我们每一个人都拥有的自我治疗的潜在力量的具体例子。这证明，我们真的比我们以为的强大。

在此，给读者一个忠告和建议：我收到了很多阅读我的有关背痛的书籍并且好转的病人的来信，这些信呈现了知识反转心身疾病的有力事实。但是，病人在假定他们的疾病是心身过程的结果之前，一定要接受医生的恰当检查和测试以确定他们没有严重的疾病。

这并不意味着心身疾病的诊断是通过排除法做出的——仅仅是因为没有其他诊断的结果。但是，很少有医生会做出心身疾病的诊断——这就是为什么首先要排除身体疾病的可能性。

我接到很多人的来信和电话，他们断定自己患上了肌肉紧张综合征，正在寻求额外的指导。不幸的是，从医学和职业道德上来讲，我都不可能给他们提出建议。我能够建议的是，如果他们确信自己患上了肌肉紧张综合征或者肌肉紧张综合征等同物中的一种，并且遵循了医生的治疗方案但症状一直没有好转，那么，他们或许该考虑接受精神病医生或受过精神分析训练的心理学家的心理治疗。

结束语

健康掌握在自己手中

我们最大的敌人是恐惧和错误信息。

心身疾病应该关注的要点是什么？如何治疗它们？

首先，肌肉紧张综合征和它的很多等同物都是无害的，虽然症状的严重性有时让人一时无法接受这一点。

心理引发的身体症状在西方社会是普遍的，它们并不代表心理、情绪出现了疾病或者异常。

我们比我们知道的更强壮，并且有能力去影响我们身体正在发生的状况。但是，我们一定要知道是怎样影响的。

本书中所介绍的心身疾病值得关注的是关于它的过程的知识，最为重要的是它的情绪源头的知识，这对于“治愈”是至关重要和不可缺少的。

我们最大的敌人是恐惧和错误信息。在情绪领域，我们有两种心理。记住，千万不要犯的错误是：用属于意识心理特征的可接受的逻辑、理性规则去评判无意识心理。

心理和身体不可避免而且一直地相互影响。这组成了极其宏伟、复杂和精彩的有机体——人。